JN188971

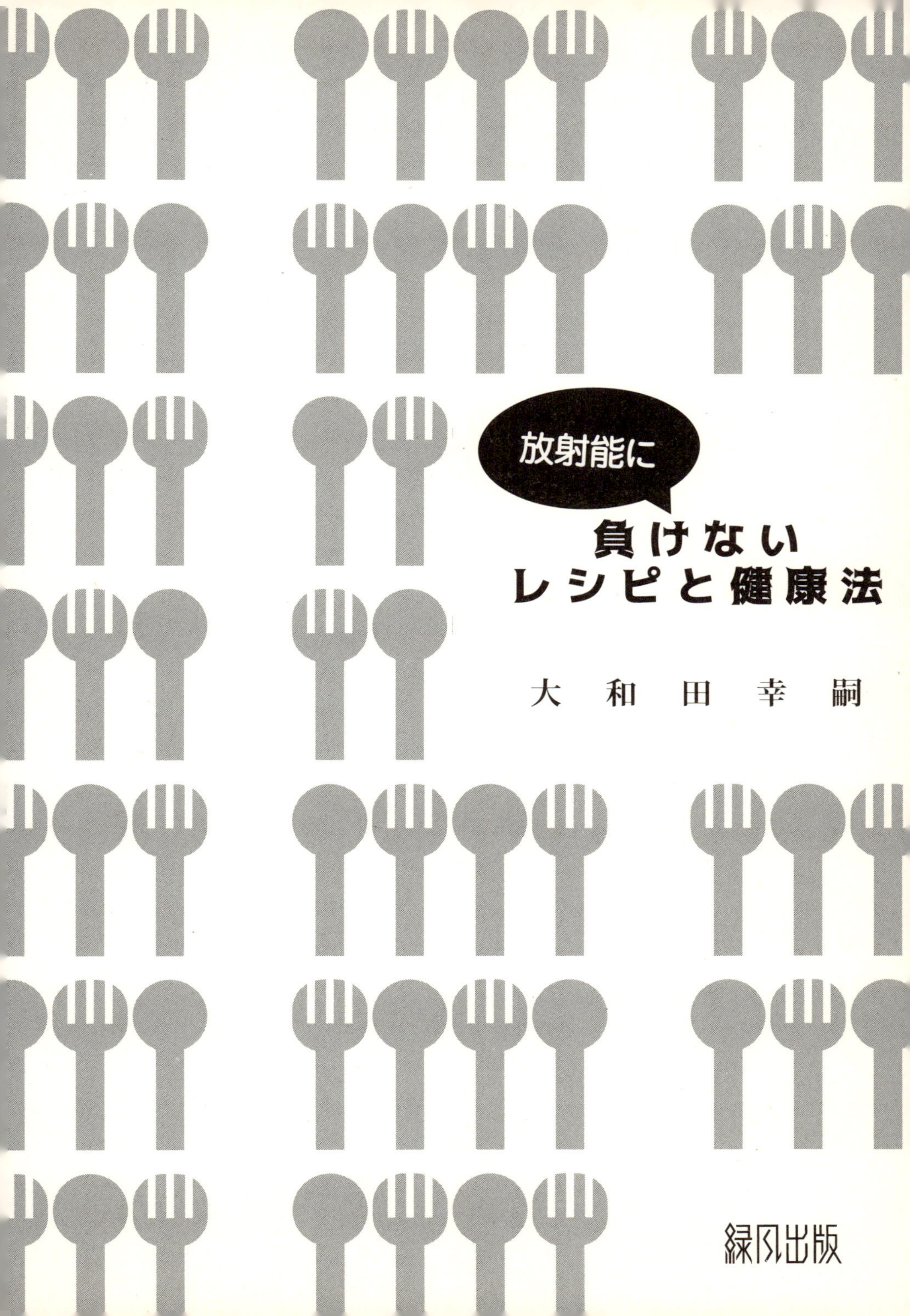
放射能に
負けない
レシピと健康法
大和田幸嗣
緑風出版

目　次

放射能に負けない
レシピと健康法

Part2 健康法　51

Part3 資料 77

はじめに

2011年3月11日の東京電力福島第一原発（福1）事故から今年2017年で6年が経過した。政府の放射能コントロールの現状は、アンダーコントロールとはとても言えないお粗末なものだ。

すなわち、

(1) 福1の1～3号機からの放射能放出は閉じ込められてはおらず、汚染が全国に拡大している。[資料1]

(2) 福1事故後の2014～2017年の3年間、延べ100人の福島・茨城両県の子供達の尿中の放射性セシウム濃度を測定した結果、その7割からセシウムが検出された。継時測定結果は、継続的なセシウムの摂取と吸引が続いていることを示した。[脚注1]

(3) 8,000ベクレル／キログラム（Bq/kg）以下の汚染廃棄物を一般清掃工場で焼却処分できるようにした（環境省2016年4月）。汚染土壌も、公園・道路工事・農地に利用できようにした。これにより、空気・地下水・河川の放射能汚染が全国に広がり日常化する。

(4) 原発の再稼働（鹿児島県川内原発、愛媛県伊方原発、福井県大飯原発）。通常の稼働でも放射能、特にベータ（β）線を出すトリチウム水は継続して放出され続ける。

(5) 農水省・厚生省は食品の放射能検査の項目を削減。放射能汚染基準値（一般食品は100 Bq/kg、水は10 Bq/kg）以下では許可され

脚注1　斎藤さちこ・山内知也「東京電力福島第一原発事故後の延べ100人の子どもの尿中の放射性セシウム濃度測定結果」神戸大学大学院海事科学研究科紀要　第14号　（2017）http://www.lib.kobe-u.ac.jp/repository/81009860.pdf

る。[脚注2] 基準値は安全値を意味するものではない。

(6) 福島県からの避難者への住宅支援の打ち切り（2017年3月）と放射能汚染地区の指定解除による帰還奨励策の実施。許容年間被曝線量は20ミリシーベルト（mSv）以下。この20mSvは、日本の「放射線障害の防止に関する法律」では、放射線管理区にあたる。管理区の設定基準の第1項に、外部放射線による実効線量は、3カ月当たり1.3mSv以上と定めている。すなわち年間5.2mSvである。この法律の目的は、この区域に立ち入りを制限することによって、従事者や周辺住民の無用の被曝を防ぐためであるとしている。

したがってこの政府の政策は、法律に違反している。そこに大人や子供を半ば強制的に住まわせることは、「健康に対する権利」を奪う非人権的・非人道的行為と言わざるをえない。国連人権委員会「健康に対する権利」に関する福1の特別報告書アナンド・グローバー氏の日本政府への勧告（グローバー）では、年間被曝線量を1mSv以下に考慮すべきとしている。幼児・子供は大人より約10倍放射能感受性が高いとされているのに考慮がない。ドイツ原発労働者の許容年間被曝線量は15 mSvであることも無視する。

(7) 福島県民健康調査から子供甲状腺がんは190人へと増加している。[脚注3]

脚注2　放射能（放射線を出す能力）の量を表す単位にベクレル（Bq）がある。放射性物質の原子核が放射線を出して別の物質の原子核になる核崩壊という現象が、1秒間に何回放射線放出するか1回なら1Bq、8000回なら8000Bq。検体1キログラム当たりの放射線量は、キログラム／ベクレル（kg /Bq）で表示する。

脚注3　福島県県民健康調査課『県民健康調査「甲状腺検査（先行検査）」結果概要【平成28年度追補版】』、同『県民健康調査「甲状腺検査【本格検査（検査2回目）】」結果概要』、同『県民健康調査「甲状腺検査【本格検査（検査3回目）】」結果概要』

以上の諸点は、日本国憲法第25条「すべて国民は、健康で文化的な最低限度の生活を営む権利を有する」、同条第2項「国は、すべての生活部面について、社会福祉、社会保障及び公衆衛生の向上及び増進に努めなければならない」という憲法の精神に反していると言わざるをえない。現在の日本で健康に生きていくには、私達は放射能被曝（内部被曝と外部被曝）を常に意識し、それから身を守る方法を身につけ、実行していくことが必要ではないか。

そこで、広島・長崎原爆で被爆し生き残った方達の体験やチェルノブイリ原発事故により被曝したベラルーシやウクライナの人々の経験を調べた。それに加え、健康科学や放射線防護研究の成果等を参考にして、放射能に負けない体を作るための食物やレシピ、デトックス（解毒）の方法等を考えた。

本書で提案するレシピや健康法は私が日々実践しているものであるが、これを参考にして放射能に対する賢い向き合い方を身に付けて頂ければ幸いである。

Part1 レシピ

レシピ
1

水

安全な水とは

我々の体は70%が水でできている。成人は1日平均2リットルの水を取る。体内を巡る血液の50%は水である（体重60 kg当たり血液は約5リットル）。その水が汚染されていたら内部から健康が脅かされることは明白である。空気と違って、水は自分でチェックできる。放射線から身を守る基本は安全な水の確保であろう。

飲料水、炊飯、味噌汁などの調理に使う安全な水の定義は、以下のものが含まれていない水のことを指す。

重要度順に、

① 人工放射能

② 発がん物質やその前駆体

③ 化学肥料などからの硝酸態窒素[脚注1]

脚注1 窒素は、野菜の成長に必要な栄養素の一つであるが、化学肥料に含まれた窒素が土壌に蒔かれると、土壌の微生物で酸化されて変化する。これを硝酸態窒素という。水の硝酸態窒素の59%は化学肥料、37%は家畜排泄物が原因である。水の安全のために、化学肥料に頼らない農業が大切だ。硝酸態窒素は体内で発がん物質に変換されるので避けた

④　環境ホルモンや農薬[脚注2]

⑤　鉛、亜鉛、カドミウム、水銀などの重金属

⑥　寄生虫、カビ、細菌、ウイルス

水の安全度の高い順から挙げていくと、

蒸留水＞ＲＯ水（逆浸透膜濾過水）＞湧き水＝地下水＞ミネラルウオーター＞湯冷まし水道水＞一晩ため置き水道水＞水道水

となる。

蒸留水とは、水道水などの原水を沸騰・蒸発させ冷却したものである。蒸留することによって①から⑤は原理的に除かれる。しかし、①の放射性微粒子は除去されるが、β線を出すトリチウム（三重水素 ^{3}H）や水分子に入ったトリチウム水（$^{3}H_2O$）はこの方法では除去され

い物質である。

自然には硝酸態窒素の浄化作用があり、特に水田はその浄化作用が大きい。水田の減少を防げば、水の硝酸態窒素濃度を低下させ安全な水を確保でき、溜池としての役わりも復活し洪水も防ぎ生活を守ってくれる。

脚注２　農薬には環境ホルモン作用や発がん性の物質を含むものが多い。環境ホルモンの正式名は、内分泌攪乱物質。微量で体内ホルモンと似た作用を示す。特に、母体や子供の脳の発達に影響が大きい。最近、低農薬使用農業のためにとして推奨されているネオニコチノイド系農薬は、無味無臭で水溶性のために作物の体内に取り込まれ殺虫・除草効果を発揮する。作物体内に入った農薬は洗っても取れないので危険性は従来の農薬よりもさらに大きい。ネオニコチノイドは神経伝達物質アセチルコリンの作用機序を攪乱し神経の異常を引き起こすことが証明されている。そのため、ＥＵではネオニコチノイドの残量基準値が 0.01 ～ 0.1 ppm のレベルで極めて低く設定されている。それに対して日本の基準値は 10 ～ 250 倍高い。日本はこの基準値を、新・ネオニコチノイド農薬スルホキサフロルを含めて、引き上げようとしている（環境省・農水省）。欧州や台湾などでは、日本の農作物の輸入禁止を検討している。

放射性物質やネオニコチノイドは、母乳にも濃縮される。両者による相乗効果の脅威を 1960 年代に警告したのは『沈黙の春』の著者レイチェル・カーソン女史だった[脚注5]。

ない。水道水でも同様である。

水道水が最下位なのは、塩素やトリハロメタンなどの殺菌剤（体内で発がん物質に転換される）を使用している自治体が多いからである。従って、この殺菌剤が少ない順に安全度が上がる。但し、殺菌剤を使わない生物浄化法などの水道水は、安全度は高くなる。一晩ため置き水道水とは、水道水をバケツなどに入れて一晩以上置いて塩素などを飛ばした水道水を指す。

RO 水とは、逆浸透膜（RO）をセットした浄水器を使用し、発がん物質のトリハロメタンや硝酸態窒素が除去された水で蒸留水の次に安全である。

湧き水（泉水）、地下水や井戸水は天然の濾過装置（何重もの地層）で作られた水で、ミネラルウオーターはこれらの水をペットボトルに詰めたもの。ミネラルウオーターが原水の地下水などよりランクが低いのは、日本のペットボトルの成分の安全基準が米国の基準の 3 分の 1 以下に過ぎないからである。

これまで泉水、地下水や井戸水は安全で美味しい水だと信じられてきた。ところが、1997 年には農村の地下水の 2 割以上が硝酸態窒素の環境基準値を上回ったと報告された。環境基準を越えた井戸水は 2000 年には 165 本、2005 年には 651 本と増加の一途を辿ってきた。各地の名水も基準値ギリギリ。2007 年に「北関東にブルーベービー症発生」と報じられ、硝酸態窒素の汚染の深刻化が懸念された（東京新聞 2007 年 1 月 6 日付）。

「ブルーベービー症」が最初に発生したのは 1945 年米国。1950 年まで 39 人の乳幼児が死亡。ヨーロッパでは 1948 ～ 1964 年まで 80 人の乳幼児が死亡。ブルーベービー症は硝酸態窒素濃度の高い水道水を飲んだ乳幼児が酸欠状態で体全体がブルーになって亡くなる病気。水以外にほうれん草のピュレを食べてなくなった乳幼児もいた。硝酸態窒素は赤血球のヘモクロビンと結合し酸素を運べなくする。基準値以内であっても赤ちゃんや胎児には軽度の中毒症が起きる可能性が指摘されている。現在の基準値は、1リットル当たり硝酸態窒素＋亜硝酸態窒素が 10 mg（10 ppm）、亜硝酸態窒素が 0.04 mg（0.04 ppm）である。

硝酸態窒素は浄水場では排除できない。煮沸しても塩素などのようには除去されずに沈殿として残る。蒸留水は安全。RO または硝酸態窒素を吸着できるイオン交換樹脂をセットした浄水器では除去できる。

日本の市販のペットボトルの水のほぼすべてから亜硝酸態窒素が検出された（元プラントエンジニアの方が全国のペットボトル水を測定し2年前からメルマガで報告してきた。ツイッターアカウントは cmk2wl、メルマガは1冊 250 円）。

安全なペットボトル水のチェックポイントは、販売会社のホームページに次の2点が掲載されているかどうかとその内容を検討することだ。

①放射能検査結果報告書

セシウム 137 と 134、ヨウ素 131 の kg（1リットル）当たりのベクレル数、検出機種と検出限界値。

②分析試験成績票

重金属・殺菌剤・除草剤に加えて、硝酸態窒素と亜硝酸態窒素の分析値が掲載されているか。

この二つに合格するペットボトル水は安全と言えるだろう。

私は蒸留水を市販の蒸留器で作っている。市販の蒸留器の価格は4～8万。毎日使うものなので、故障したり部品が壊れたりする場合のアフターケアが行き届いた販売店から購入することを勧める。

私が使っている Dedimi の蒸留器（Dupon 社）では、蒸留された水はカセット（上層部が活性炭、下層部が沖縄産サンゴ粉末）を通ってエポキシ樹脂のタンク（3.6 リットル入り）に貯められる。エポキシ樹脂はアメリカの食品医薬局（FDA）の安全基準をクリアーしたもの。活性炭は匂いなどの成分を吸着除去するもので必ず使われる。沖縄産サンゴ粉末はカルシウムとマグネシウムを添加するもので通常使うが必ずしも必要ない。1日2回蒸留水（7.2リットル）を作って、飲料水、炊飯、味噌汁、鍋料理などの調理に使っている。

水の放射性セシウム（Cs137、Cs134）などのガンマ（γ）線をだす放射能汚染度を調べるには、市民放射能測定所等に頼むことができる。市民放射能測定所の1検体の測定料は、500～1,000円と安価である。

汚染度③から⑤をチェックするには、水の電導度や電気分解法で調べられるが、測定機器が必要である。その代わりに、著者が簡便法として用いている方法がある。切り花が、調べたい水でどれだけ、枯れず腐らず元気に長持ちするかを見る方法である。切り花をそれぞれの水に入れ、水が無くならないように足していくと、花は水道水では2～3日で腐ってくるが、蒸留水では7～10日腐らない。湧き水や天然水が蒸留水に続く。なお、花の置かれた環境（室内の気温、空気の流れ、光の具合など）によって数字は多少変わると考えられる。

飲料水（飲料茶も含まれる）の放射性セシウムに対する日本の基準値は1リットル当たり10ベクレル（10 Bq/kg）。日本人の大人の1日の飲料水の摂取量を約2リットルとすれば、水だけで1日最低20Bqの放射性セシウムを取り込むことになる[脚注3]。国際放射線防護委員会の試算によれば1年間飲み続けると体内に800ベクレルが蓄積される。この基準値はガンマ（γ）線放出のセシウムだけの基準であり、ベータ（β）線を出すトリチウム（三重水素3H、半減期～10年）やトリチウム水（$^{3}H_2O$）やストロンチウム（半減期28年）、アルファ（α）線のプルトニウム（半減期2.4万年）等は含まれない。つまり、これら

脚注3　摂取量と蓄積量とは異なる。

含まれない放射性物質の取り組み量を加えると、より多くの放射性物質が蓄積されることになる。

放射線には、γ線、医療用などのエックス（X）線、β線、α線、中性子線がある。

γ線は透過力が高く、様々な物質を通過して遠くまで飛ぶため、外部被曝の中心を占める。鉛や鉄板で止められる。これに対して、α線やβ線の透過力は極めて低く外部被曝としての影響は小さい。α線は紙のように薄い物で止められる。β線はアルミニウムなどの薄い金属板で止められる。

空中での飛距離は、α線で2～3㎝、β線で1～2m。ところが体内に入りさまざまな組織や臓器に取り込まれると、短い飛行距離（α線では～0.04㎜、β線では1㎜～1㎝程度）の間に全てのエネルギーを放出して細胞を強く傷つけるため、内部被曝の影響力は甚大である。中性子はγ線より透過力が強い上に重いので、γ線と同じ線量でも、外部からでも組織や臓器への障害は大きい。水とコンクリートで止められる。

なお、セシウム137と134はβ線を放出し、セシウム137のβ崩壊で生じたバリウム137mからγ線が出る。ヨウ素131はβ線を放出し、β崩壊で生じたキセノン131 mからγ線が出る。

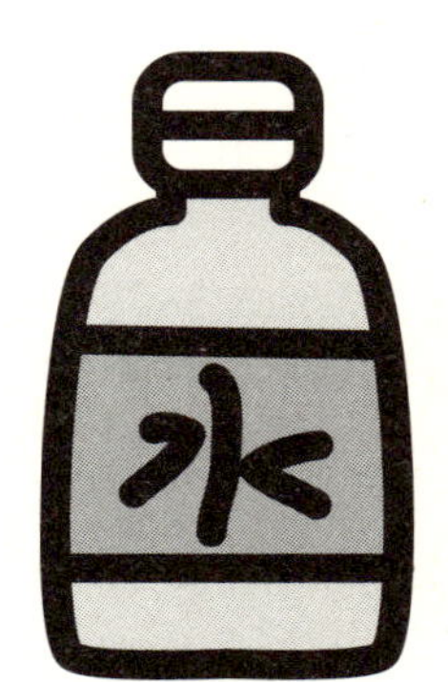

したがって、基準値は安全を意味するものではない。それは経済的利害を代弁するために時の政府によって合法化された政治的産物でしかない。2011年の福島第一原発事故当時の日本の飲料水の基準値は200 Bq/kg、2012年4月には10 Bq/kgに変更され、より厳しくなった。ちなみにチェルノブイリ原発事故（1986.4.26）後のベラルーシ共和国（1999年）では10 Bq/kg、ウクライナ共和国（1997年）で

は 2 Bq/kg であった。人間が作り出した人工放射能核種はごく微量でも人体に毒であることから、生涯ゼロが大原則であると私は考える。

2012 年、高濃度のトリチウムを含む大量の汚染水が福島第一原発から海へ放出されたと報道された。デブリ（沈殿物）のある格納容器内へ流れ込む地下水を凍土壁で止めることが失敗に終わったために(2016 年)、大量の汚染水の環境への放出は今もこれからも続くと思われる。空気中への ^{3}H と $^{3}H_2O$ の放出も大きな問題である。脚注4 気候変動にも影響を与えるとの研究結果がある。

呼吸や飲料によって体内に取り込まれたトリチウムとトリチウム水は、細胞に取り込まれた後に、細胞成分の物質の水素分子と置き換わる。例えば、遺伝子DNA分子に入ったトリチウムがβ線を放出しDNAの 2 重鎖を切断する。修復ミスが起これば突然変異が引き起こされる。卵子の遺伝子でこの突然変異が起これば子供に伝達される。

自然の摂理にのっとり、蒸発したトリチウム水は普通の水とともに雨となって地上に降り注ぎ、河川の水や地下水に混入し飲料水として戻ってくる。チェルノブイリ事故から 5 年経ったら再び自然界での放射能が上昇した。水の循環と食物連鎖が相まって汚染は拡大する。脚注5

脚注 4　トリチウムの危険性についての詳細は、渡辺・遠藤・山田著『放射線被曝の争点』（緑風出版、2016 年）第 2 章、遠藤の論考を参照のこと。

脚注 5　『沈黙の春』（1962 年）の日本語訳は青葉訳、新潮社、1987 年。複合汚染：低線量放射線と他の健康被害環境因子との相乗効果については、大和田・橋本・山田・渡辺著『原発問題の争点』（緑風出版、2012 年）第 1 章 7 節の大和田の論考を参照のこと。

レシピ
2

米

玄米・分(ぶ)つき米を1日1回：フィチン酸・ビタミンEが豊富

玄米と白米の栄養成分を比較検討してみると、玄米が白米より放射能の影響を除去し軽減する優れた食材であることがわかる。玄米を主食とした広島・長崎原爆被爆者が原爆症をまぬがれ生存できた理由が理解できる。

玄米を精米した分(ぶ)つき米、白米の違いを 21 ページの図に示した。玄米は外側にある糠(ぬか)層と胚芽が胚乳を包んでいる。精米機によって玄米から糠層と胚芽を 1 割削ったものが **1 分つき米**、5 割削ったものが **5 分つき米**、ほぼ全部削ったものが**白米**である。その主な栄養成分を相対的（玄米を 100%）に比較したものが 22 ページの表である。

玄米と比較して、**1 分つき米は**フィチン酸[脚注1]を 100% 保有し、その他の成分も 80% 以上含有する。**5 分つき米**は全ての成分に関して 50% 以上の保有率を示す。玄米を食べ慣れない人には分つき米を推奨する。

脚注 1　IP6、myo- イノシトール六リン酸は、種子など多くの植物繊維でのリンの貯蔵形態である。放射性物質を吸着捕捉するキレート作用に加え、腸では免疫力を高める。また単独でがんの発生を抑制する。

白米は５つの成分の内、カルシウムは55%、食物繊維、フィチン酸、ビタミンE、ビタミンB1の成分は20%弱保持している。放射能防御の観点からしたら玄米＞１分つき米＞５分つき米＞７分つき米＞白米の順番だ。なお、白米も主食として悪くはない。

体内に取り込まれた放射性物質に対しての成分の機能的役割を検討した。

① 食物繊維は放射性物質を排泄。

② フィチン酸はキレート剤[脚注2]として放射性物質を捕捉。

③ ビタミンEは放射性物質よって発生した活性酸素を除去。

④ ビタミンB1は、ストレスを減少させ、間接的に活性酸素の産出を抑える。

⑤ カルシウムはストロンチウムの取り込みを押さえる働きをする。

玄米の問題点は、糠層に放射能が蓄積し易いこと、炊飯に時間と手間がかかる、食感が悪い、子供では栄養成分の吸収が落ちることがあげられる。だが、１分つき米にすると次の利点がある。

⑴ 玄米に近い（8～９割）栄養素が保持されている（ストロンチウムや セシウムを捕捉し排泄してくれるフィチン酸は100%保持）

⑵ 玄米よりも吸水性が良くなり、普通の炊飯器で白米と同じように炊ける

⑶ 玄米よりも食感が良くなり、食べ易く美味しくなる

このような利点から、我が家では１分つき米を精米できる精米機を購入し主食にしている。玄米は、自然栽培米（農薬も化学肥料は勿論、有機肥料も使わない無農薬・無肥料）８年目ササニシキのもので、セシウム137/134の放射能検査で１キログラム当たり１ベクレル以下（<1 Bq/kg）のものを購入している。1分つき米精米時に得られた糠（146g）

脚注２ キレートとは金属イオンを結合できる分子内立体構造（配位体）をいう。キレート剤は金属性放射能を捕まえて封じ込めるものを指す。キレート効果を持つ食物とその成分は資料２表１を参照。

の放射能を10時間かけて測定した（検出限界　2.0 Bq/kg）ところ不検出だった（高槻市民放射能測定所、測定機器 iFKR-ZIP）。

なお、放射能検査済みの自然栽培米９年目ササニシキ、無農薬・有機栽培米あきたこまち、低農薬・有機栽培米あきたこまち（除草剤１回使用のみ）の玄米、胚芽米、白米、分つき米、そして糠を下記の生産者から購入出来る。

環境と健康を考えるＪ＆Ｍ（阿部　淳・真貴子）
〒 010-0445 秋田県南秋田郡大潟村西 2-2-19
TEL: 0185-45-2103　FAX: 0185-45-2675

また、玄米より栄養価が高い発芽米[脚注3]がある。

玄米、分つき米、白米の違い

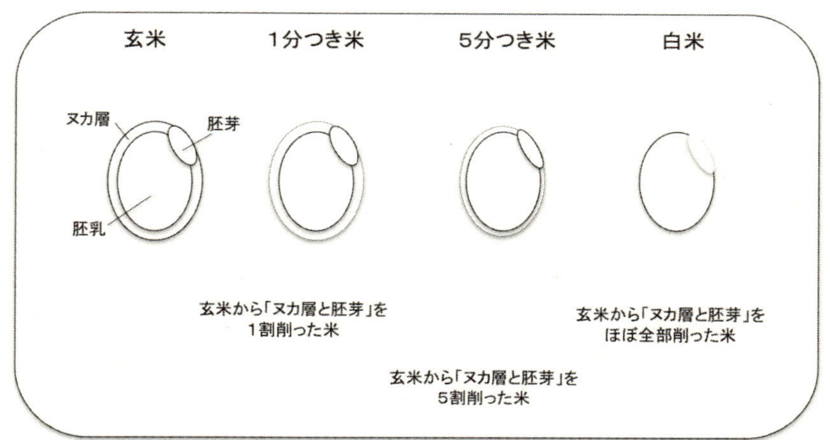

脚注３　発芽米とは、玄米を約２日間 32 ～ 37℃で保温して胚芽から芽を出させた（発芽させた）もの。特に血圧の上昇を押さえる脳内ホルモンのギャバ（ガンマアミノ酪酸）は白米の約 10 倍あり、発芽米を食べている人は行動薬理学的にストレスに強いとのデータがある。疫学的調査では発芽米を食べているとストレスの低下、怒り、うつ、疲労等が低減すること、かっとなって切れるのを抑えることが示されている。また、発芽玄米は母乳中の免疫成分を高め乳児の免疫力アップにも役立つという。コメアレルギーの原因となるアレルゲンが低くなっている。発芽米は、普通の炊飯器でも炊けるし、甘みや旨味が高いので理想的だ。市販されているが自分でも作れる。

玄米・分つき米・白米の栄養素の相対比較（%）

	食物繊維	IP6 （フィチン酸）	ビタミン E	ビタミン B1	カルシウム
玄米	100	100	100	100	100
1分つき	82.4	100	93.8	98	88.9
5分つき	50	63.6	68.8	65.3	77.8
白米	17.6	18.2	18.8	22.4	55.6

（注）玄米を100%とした際の各栄養素の実際の値は、玄米100g当たりのミリグラム（mg）で表すと、食物繊維は3400mg、IP6は1100mg、ビタミンEは1.6mg、ビタミンB1は0.49mg、カルシウムは9mgである。

（注）表は、玄米を「1分つき米」から「白米」まで15段階の精米ができるホーム精米機「まいこ：PL-051」（タイワ精機）取扱説明書を参照し編集した。栄養成分の分析値は富山県農林水産技術センター食品研究所調べによる。取扱説明書があげている栄養成分の効能は以下の通りである。

① 食物繊維：便秘・動脈硬化と生活習慣病を防ぐ
② IP6（フィチン酸）：血圧の安定と免疫力を高める
③ ビタミンE：老化を防ぐ、美肌効果
④ ビタミンB1：慢性疲労やストレスの緩和
⑤ カルシウム：骨の強化と脳の活性化

✎ 一口メモ

「江戸の患い」といって、江戸時代になってから白米を食べるようになった江戸では脚気が流行した。玄米や分つき米に含まれているビタミンB1を取らなくなったからだといわれている。

✎ 一口メモ

玄米を食べていた家では、「水俣病」の発症が少なかったと記録されている。

玄米のフィチン酸などが有機水銀を排泄してくれたからか。

✎ 一口メモ

「ベルツの実験」ドイツ人医師ベルツは、医学校に送り迎えしていた車夫の重労働を見てその主食は何かと尋ねた。答えは、玄米と味噌汁と梅干しだった。肉を食べさせてもっと力をつけさせようとした。1週間もしないうちに、息切れ、スピードも落ち、疲れを訴えるようになった。実験は失敗に終わった。

（ベルツの日記より）

農耕民族である日本人は、肉を食べなくとも玄米と味噌汁と梅干しでやっていけた。

ベルツは、明治初期に招聘され東京医学校で教鞭をとり、29年間に渡り日本医学の創設と近代化に貢献した。

＊玄米食が原爆症を救った実例＊

1　是眞会病院（長崎の爆心地から 1.4km）の入院患者と職員 80 名が被爆。秋月辰一郎医長のすすめた玄米と味噌汁（＋昆布・ワカメ）そして梅干しの食事で全員無事生存。[脚注4]

2　広島の爆心地から 1km で被曝した重傷認定患者の高木幸子さんは、玄米と自然食でたちあがり現在自然食品店を営む。心と身体のケアに活動。

3　広島で 9 歳のとき被爆し全身火傷だったが一命を取り留めた平賀和子さん。被爆後、ケロイドが残り原爆症では血球数、肝機能が低下した。大学のときに平賀一弘先生のすすめで玄米食と薬草と山菜の食事を試みた。ケロイドが剥れ落ち皮膚は再生した。髪の毛も眉も元に戻った。結婚し子供を授かった。

脚注 4　秋月辰一郎著『死の同心円——長崎被爆医師の記録』（原著　弘文堂 1966 年、2010 年長崎文献社より復刻）は、被爆した場合に玄米と味噌を摂取する重要性を主張。

レシピ

3

糠

糠ふりかけをとる

糠には放射性物質をキレートするフィチン酸に加えて、ビタミン類の中でも最も効果的に活性酸素を除去できるビタミンEが豊富に含まれている。[脚注1] 余分な体内の活性酸素を除去するために、ビタミンEのサプリメント（特別な場合を除いて）を使うよりも、毎日の食からビタミンEを摂取する方がより安全ではないだろうか。ビタミンEが最も豊富な糠から、毎日簡単に食べられる「糠ふりかけ」を作って実行している。ビタミンEは卵の黄身やかぼちゃなどの黄色野菜からも取ることができる。

糠はかさ（体積）が大きいので、食べても１日当たり１～２グラムほどである。糠のセシウム汚染度が 1Bq/kg と仮定して、その２グラムを食べたとすると 0.002 ベクレル取り込んだことになる。米と糠の産地をチェックし市販の糠を購入したとして放射能汚染のリスクは伴うがフィチン酸は捨てがたい。

脚注１　吉川敏一監修『酸化ストレスの医学』（診断と治療社 、2008 年）

糠ふりかけ

＊材料（2～3人分の約3ヶ月分）＊

●糠‥‥‥‥‥90g
●すりごま‥‥40g （炒りごまでも可）
●松の実‥‥‥50g （ブレンダーなどで粉にする）
●ヒマワリの種‥65g （ブレンダーなどで粉にする）
●青のり（お好み焼き用）‥‥3.5g
●塩‥‥‥‥‥少々

＊作り方＊

① 糠を温めたフライパンで弱火で煎る。焦がさないようキツネ色になるまでへらで丁寧に混ぜながら煎る。両手でフライパンを浮かせて持って前後に振って混ぜる方法もある。芳しい匂いがして来たら出来上がり。
② すりごま、松の実、ヒマワリの種を順番に加えて混ぜて煎る。最後に青のりと塩を少々加えて煎る。塩味をチェックする。
③ さましてからタッパー等に入れて室温で保存する。

＊食べ方＊

ご飯、味噌汁、ヨーグルト、パンなどに振りかけて食べられる。納豆と混ぜても良い。ペクチンペースト（レシピ7参照）と一緒にして食べてもよい。

✎一口メモ

すりごま、松の実、ヒマワリの種、青のりの量はお好みの量。これら以外に、お好みの品を加えて〝我が家〟のふりかけを作ることが出来る。

オメガ3系脂肪酸が豊富なチアシードを入れるのも一案。

糠の量もフライパンのサイズに合わせて適量でよい。

煎った糠に加える食材は、産地や記載内容をチェックし安全性を確認する。また、糠だけを煎ったふりかけでもその効用を頂ける。但し味は少々劣る。

玄米の栄養成分のほとんどを含む糠に放射能が濃縮され易いということが知られている。放射性セシウム不検出の玄米でも、その糠には放射能が検出されたとの報告がある。

私は、前述したように放射能汚染の少ない地域で自然栽培された米の玄米で放射能検査済み（キログラム当たり1ベクレル以下）の玄米を販売している生産者から玄米を購入し、精米機で1分つき米か5分つき米の精米時にとれる糠を使用している。放射能検査をしたところ不検出だった（上述のレシピ2）。

但し、不検出は放射能フリーであることを必ずしも意味しない。測定機器の感度に依存する。現実問題として0.1 Bq/kg以下まで計れる測定機器を使える市民放射能測定所は見当たらない。長寿命放射性物質のストロンチウムやトリチウムなどのβ線、プルトニウムやアメリシウムなどのα線を出すものは現在検出できないのが現状である。

レシピ
4

味噌汁

味噌汁（味噌・生姜・ワカメ入り）を１日１回

味噌汁

＊材料と作り方＊

普通の汁椀１杯あたりの量：

●おろした生姜（ティースプーン１杯、お好みの量）
●味噌（ティースプーン〜１杯、お好みの量）
●粉末のだし（小さじ１杯）
●油揚げ（薄手のものを食べ易いように切ってトースターで２分）
●ワカメ（市販の刻みワカメ、塩抜きした生ワカメや地域特産の海藻でもよい）

これらをお椀に入れ、そこに熱湯180cc（１合）を注ぎ味噌を溶かして出来上がり。

刻みネギやタマネギ、とろろ昆布など具として入れておいてもよい。旬の野菜を刻んでいれると味が増す。油揚げを入れると味が良くなる。

生姜の成分：生姜は香辛料としてだけでなく生薬として無くてはならない素材である。血液循環を良くし体を温めてくれる効果や、食欲増進、消化促進、胃の健康、痰を鎮める、抗菌作用などの効能が知られている。辛みの成分のジンゲロールは、ポリフェノール類であり抗菌作用、抗酸化作用、抗血栓作用がある。食物繊維も豊富である。

味噌について：無着色、無添加、低塩で加熱してない酵母が生きているものを使う。その土地土地で昔ながらの製法で作ったものは酵母が生きている。長期熟成味噌には八丁味噌などに豊富なメラノイジンと呼ばれる抗酸化作用を持つ成分が多く含まれている。鉄火味噌（レシピ5）を参照。

布海苔（ふのり）について：ワカメより効果があると言われるものに「ふのり」がある。磯の岩場と岩場の間にはえる紅藻類で日本の海岸の磯によくみられる。ハナフノリ、フクロフノリ、マフノリなどが知られている。水溶性食物繊維のフノランは粘性があり反物の糊として用いられてきた。栄養価も高いし体内で摂取され易い。

特徴はビタミン（B、C、E）とミネラルが豊富なうえに、抗酸化作用が強いβ-カロチン、フィコシアニン、キサントフィルを多く含む。ミネラルの種類と100g当たりの量（括弧内）はピカイチである。カルシウム（330mg）、マグネシウム（730mg）、カリウム（600mg）、リン（130mg）、鉄（4.8mg）、亜鉛（1.8mg）、マンガン（0.66mg）、銅（0.36mg）。蛋白質（13.8g）と脂肪（1.0g）も多い。

ワカメより食感が良く、味噌汁、酢の物として手軽に取れる。

福1の事故前、2011年前のものはお買い得。とれた海岸は原発がない安全地域かをチェックする。

✎ 一口メモ

昆布は安全か？　鍋物や出しに欠かせない素材の昆布であるが、福１の原発事故により、北半球の昆布は多かれ少なかれ放射能に汚染されているという。安全な（放射能フリー）昆布はいまや新世界のオーストラリア、ニュージーランド、南アメリカ産にかぎられるという。だが今は、入手が困難だと言われている。昆布を取るべきか取らざるべきか。アルギン酸の効果を期待して食べるか、判断は難しい。

＊油揚は原爆症に効果的か＊

［例］　広島被爆者の手記。漢方医が薦めた油揚げと生卵、それにゲンノショウコを毎日摂って原爆症を免れた。[脚注1] 油揚げにはフラボノイドが豊富だし、メラノイジンも含まれている可能性がある。生卵はビタミンEが多く、二つ合わせて活性酸素除去と放射能排出する成分が摂れる。活性酸素除去成分については資料２表２を参照のこと。

ゲンノショウコ（現の証拠）のウラン吸着率は90%と、植物性生薬のうちで高いウラン濃縮能が認められている。[資料3]

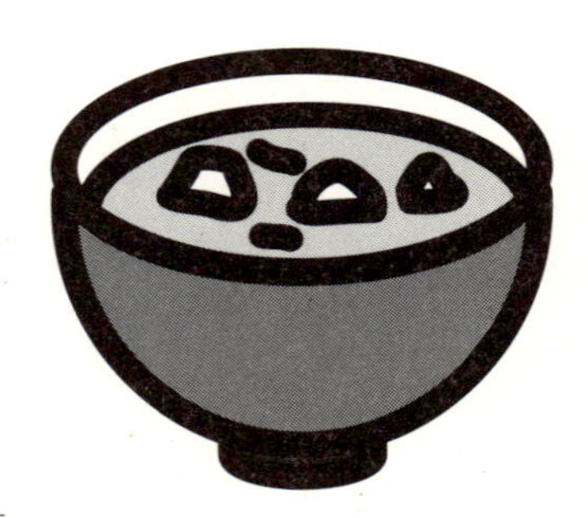

脚注１　肥田舜太郎・鎌仲ひとみ著『内部被曝の脅威』（ちくま新書、2005年）

レシピ
5

鉄火味噌

活性酸素除去因子メラノイジンに富む 滋養鉄火味噌

鉄火味噌は武士の籠城（ろうじょう）食とも言われ、これがあればふだんの力の何倍もでるとして、また、一番大変な足軽の賄いとして与えられたという。料理研究家の辰巳芳子氏は震災の年に滋養のための鉄火味噌の作り方をクロワッサン誌に発表している（『クロワッサン　7/10号』12～19ページ、2011/6/25）。

味噌を焦がさないように、丁寧に木のへらで鍋底をこすりながら野菜と混ぜ合わせて行くのにとても手間と時間（～3時間）がかかるので、気合いを入れて取りかかる必要がある。作るのにも根性が入り、食べて元気になり根性がつく鉄火味噌なので、辰巳芳子氏の母、辰巳浜子氏が「根性鉄火味噌」と命名されたそうだ。

時間がない、野菜を刻めない、という方には市販の粉野菜（バーミックス）などを使うと時間を大幅に短縮出来る（約1時間で完成）。安全性を確保する意味で、粉野菜を作る原料の野菜の生産地を記載しているかチェックすること。さらに、農薬使用や放射能検査の有無などが分かればなおよい。

チアシードを加えた鉄火味噌

＊材料（2人分の約1ヶ月分）＊

●八丁味噌	‥‥110 g	●酒	‥‥ 50 ml
●ごぼう	‥‥ 50 g	●水	‥‥ ワンカップ
●人参	‥‥ 40 g	●生姜	‥‥ 小さじ2
●蓮根	‥‥ 45 g	●ごま油	‥‥ 大さじ4
●粉かつお節	‥‥ 40 g		
●チアシード	‥‥ 50 g		

鍋：　土鍋、フライパン（厚手が望ましい）、中華鍋等
へら：木製でも竹製でも、へらの部分が薄い方がベター。2枚あると便利。お好み用へらでもOK.

＊作り方＊

① 野菜は皮も使うので、和たわしなどよく洗いキッチンタオルで水を拭き取っておく。
② それぞれの野菜を薄くスライスしてみじん切りにする。必要量を測って直ぐ使えるようにして冷蔵庫に保存。
③ まず、ごま油（オリーブ油でもOK）の半分の分量、大さじ2杯を使いごぼうから炒め始める。弱火でこげないよう炒める。時々火を止めたりして、温度を下げる工夫をする。ごぼうの甘い香りがしてきたらOK。
④ 次に、人参、蓮根の順で炒める。蓮根は粘りが出てくるので一番最後が良い。
⑤ 野菜を炒め終わったら鍋の周りにドーナツ状に寄せる。中央に粉かつお節、生姜を加えそこに酒を入れて少し煮る。周りの野菜と混ぜる。チアシードを全体に振りかけてから良く混ませる。混ぜ終わったら水を加え全体によくかき混ぜる。余分な水分がなくなり、しっとりするまで煮て炒める。

次頁へ

続き→

⑥ 野菜類を鍋の周りにドーナツ状に寄せて、中央にごま油大さじ2杯を入れる。そこに八丁味噌を加えて周りの野菜と混ぜ合わせる。

⑦ 全体に混ぜられたら、片側に寄せて、へらで鍋底をこそげるようにして少しずつ炒めて反対側に寄せながら、こげないように炒める。鍋が熱くなりすぎない工夫をする。ポロポロさらさらした状態になるまで続ける（1～1時間半）。

＊コツ＊

ごま油に八丁味噌を加える⑤のところで、二つをうまく混ぜるのに手間がかかるので、野菜をみじん切りする前に、八丁味噌に刻みを入れてそれに沿って油を注いでおく。そうすれば油が味噌と馴染んであとの野菜とのミックスが容易である。

なお、チアシードはオメガ３脂肪酸が豊富な上、種もごまの大きさで使い易い。脳血管系防御に優れているオメガ３の機能と効能については Part ２の２を参照のこと。チアシードは私が加えたもので辰巳さんのオリジナルレシピにはない。チアシードは他の食材とよくなじむので問題ない。

＊食べ方＊

１日にティースプーン一杯をご飯やパンと一緒に、牛乳に混ぜて飲んでもよい。身体に力が出てきて、無理がきくようになった。

✎ 一口メモ

八丁味噌は愛知県岡崎市旧八帖で300年前に生まれた。大豆麹を用い100%大豆で最低二夏二冬熟成させたもの。勿論、塩以外の添加物は一切使わない。味噌の色が赤褐色を呈することから赤味噌と間違えられるが、米麹から作られた赤味噌の仙台味噌や加賀味噌とは区別される。

八丁味噌は、アミノ酸やリノール酸に富み、赤褐色の成分のメラノイジン（melanoidine）が多く含まれている。メラノイジンには強い活性酸素除去能力（抗酸化力）があることが最近の研究で明らかになった。特に、活性酸素種のヒドロキシラジカル（・OH）や活性窒素種の一酸化窒素（NO）の除去に優れている。

メラノイジンは、醤油、納豆、カレーのルー、炒めタマネギやごぼうにも含まれている。メラノイジンは、アミノ酸に糖が付加される反応（メラード反応、糖化反応）により非酵素的に生体内や食品の褐色化によって生成される。鉄火味噌は野菜と味噌を弱火で長時間かけてつくることから、この過程でもメラノイジンが生成されると思われる。放射能で誘発される活性酸素を除去する能力にも優れていると考えている。

レシピ
6

アルギン酸

アルギン酸を毎日飲んで放射能を排出しよう：免疫機能も改善される

褐藻類（昆布、ワカメ、布海苔）などの細胞間を満たす粘質性の多糖類は、多くの金属と錯塩（さくえん）を形成し不溶性となる。消化管内のストロンチウムの吸収抑制剤、除去剤としての利用研究がヒトやラットで古くから行われてきた実績がある。[脚注1]

(1)　アルギン酸と活性炭を組み合わせたAC（アルギン・カーボン）健康食品が販売されている（京都アルギン化学研究所等）。ACは褐藻類からのアルギン酸と活性炭粉末からなる真っ黒な粉末。

使用方法は、水1合（180cc）にティースプーン1杯程度（約1.6g）のACを加え4～6時間放置する。ドロッとなった状態のものをよく混ぜてから飲む。ふたのできる容器を使用するとよい。1日1回か2回、食前食後30分以上たってから飲む。夜間

脚注1　放射線医学総合研究所 / 監修、青木芳朗／渡利一夫 / 篇『人体内放射能の除去技術――挙動と除染のメカニズム』72～74および81ページ。（講談社サイエンティフィク、2011年）

に免疫力が低下すると言われているので、寝る前に飲むとより効果的かと思う。

活性炭粉末は放射能を吸着し体外へ排出してくれるが、栄養成分も吸着するので食前食後30分以上たってから飲む。

京都アルギン化学研究所
〒621-0806　京都府亀岡市余部町中条30
Tel: 0771-22-0065
AC健康食品　1袋　800円（税込）

(2)　とろろ昆布はアルギン酸の他に、食物繊維、ビタミン、ミネラル、ヨードを豊富に含むので食事と一緒に摂る。できれば無添加のものを購入する。

(3)　アルギン酸ナトリウム　食品添加物としてのアルギン酸のナトリウム塩（リッチパウダーなどから発売）。冷水や温水に容易に溶けて粘りのあるコロイド状になる。1回1～3gを3～4回、空腹時に経口投与[脚注2]。1～2回でも良いと思われる。

脚注2　前掲書、81ページ。

一口メモ

私の経験から。長男が子供の頃からアトピーで苦しんでいたが高校生の時ACを飲ませ始めた。1日2回飲み続け、2～3年後にはアトピーが消えた。それ以降ACを飲み続けていてアトピー症状は出ていない。もう一人、喘息に苦しむ若い知人に勧めたところ、ACを飲んでまもなく症状が改善された。その後、薬に頼らなくてもよくなった。今も飲み続けている。アトピーも喘息も免疫機構の異常亢進から起こる病気だが、ACは免疫力を改善する作用があるものと考えている。

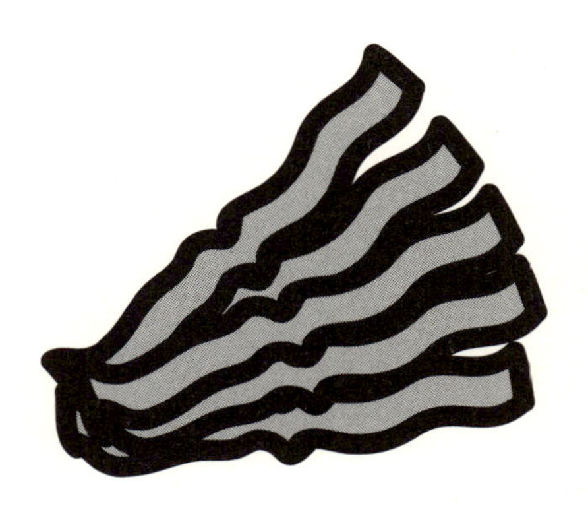

レシピ
7

ペクチン

ペクチンペーストを毎日食べて腸からの放射能の取り込みを防ごう

食物繊維の一種リンゴペクチン[脚注1]を摂取することにより、体内に蓄積された放射性セシウムが減少し、症状が緩和あるいは消失する効果があることは、ヴァシーリ・ネステレンコとガリーナ・バンダジェフスカヤなどによりベラルーシの子供たちで実証されている[脚注2]。

ベタペクトとは、リンゴペクチンにビタミンやミネラルを添加しパウダーとしたもので、ネステレンコが設立したベルラド放射線防護研究所（ベラルーシ）で考案されたものである。しかし日本では輸入許可が下りていない。汚染地域の産物だからだという。

ペクチンは、鉛、カドミウム、水銀などの重金属に加え放射性物質を吸着し排出するが、幸いなことにペクチンは新陳代謝に不可欠な

脚注１　植物の葉、茎、実に含まれるペクチンとは、いくつもの多様な糖が直鎖状につながったポリマー（多糖類）である。ヒトではペクチン分解酵素はなく、消化管内に住む微生物によって分解される。食品添加物として、精製されたものが、増粘安定剤として売られている。

脚注２　ヴィラディーミル・チェルトコフ著『チェルノブイリの犯罪（上、下巻）』（緑風出版、2015 年）

ミネラルであるマグネシウム、カルシウム、銅、亜鉛、鉄、マンガン、セレン、カリウムなどには働かない。またペクチンは抗酸化物質に似た作用を持つことも実証されている[脚注3]。

＊1　リンゴの皮と生姜のペクチンペースト＊

良く洗った果物の皮（植物繊維、ペクチン、ポリフェノールなどのその他の成分を含む）からマーマレードを作る要領（砂糖は使わない）でペーストにした。放射能防御が目的なので、砂糖の代わり甘味と抗菌作用のある生姜をおろしてペーストを作るとき加えることにした。生姜には抗菌作用に加え、豊富な食物繊維、抗酸化作用のあるポリフェノールの一種のジンゲロールが含まれている。

皮だけでなく芯や種も保存しておいて使う。芯や種は皮より栄養が豊富である。1週間以内の保存には冷蔵でもよいが、それ以上の長期保存は冷凍とする（半年は安全である）[脚注4]。

一口メモ

長期保存で酵母やカビが生えてきたら、その部分だけをナイフやスプーンで除く。残りは問題なく食べられる。複数のリンゴの皮、芯などを一緒に使ってもよい。

脚注3　チェルトコフ前掲書 上巻 478 ～ 480 ページ。

脚注4　ペクチンパウダーが食品添加物（ゲル化剤、酸味料製剤）という名前で市販されている。例えばA社のは、30g のパウダー中のペクチン量は 60% の 18g で約 800 円。1日約 5g のペクチンを取るとしたら 3.5 日で消費される。ペクチンを皮から溶出するクエン酸以外の補助剤は記載されていない。溶出したペクチンを濃縮するのに多量の砂糖を使っている（ペクチンパウダーの砂糖の含有量は～ 25% と高い）、材料の原産地が記載されていないなどの問題点がある。

リンゴの皮と生姜のペクチンペースト

＊材料（2～3人分の約1月分）＊

●リンゴの皮、芯、種……600g
●生姜　　　　……120g（和たわしで洗って、皮は剥かない。生姜の量はリンゴの皮の量の1/4～1/5）
●クエン酸　　……～2.5g
●蒸留水　　　……～1.2リットル

＊手順＊

① 冷蔵庫で保存しておいた皮を小さく切って土鍋（10号、26 cm）にいれる。
刻んだ皮が浸るくらいの蒸留水を加える。
② クエン酸を加えてかき混ぜて溶かす。蓋をして一晩置く（皮を柔らかくするため）。クエン酸は皮からのペクチンの溶出を助ける働きがある。
③ 強火で炊く。15分。この間に生姜をおろす。
④ 中火にして、おろした生姜をまんべんなく入れる。かき混ぜる。蓋をしないで20～30分炊く。時々へらを使い焦げないようにかき混ぜる。
⑤ 弱火で10分くらい炊く。焦げがつき始めたら火を消す。
⑥ ファンを回して、蓋をとったまま冷ます。40分位かかる。落下細菌を防ぐためにファンを回す。
⑦ ブレンダーで攪拌してペースト状にする。ミキサーを使ってもよいし、昔ながらのすり鉢とすりこぎでもよい。
⑧ よく洗った広口のビン（熱湯消毒するのがベスト）にペーストを詰める。冷蔵庫で保存する。

＊食べ方＊

ヨーグルトに混ぜて食べる。パンやクラッカーにつける。紅茶等にいれてもよい。

柑橘類の皮と生姜のペクチンペースト

＊材料（2～3人分の約3ヶ月分）＊

●ぽんかんの皮・・・・・・1,400g（無農薬栽培）
●生姜　　　　　・・・・・・330g （和たわしで洗って、皮は剥かない。生姜の量は蜜柑の皮の量の1/4～1/5）
●クエン酸　　　・・・・・・5g
●蒸留水　　　　・・・・・・3リットル

＊手順＊

① 冷蔵庫で保存（10日間）しておいた皮を小さく切って土鍋（10号、26 cm）にいれる。
② 刻んだ皮が浸るくらいの蒸留水を加える（メモリのある容器で測ったら2,250 ccだった）。
③ クエン酸を5g加えてかき混ぜて溶かす。蓋をして一晩置く（皮を柔らかくするため）。
④ 強火で炊く。15分。この間に生姜をおろす。
⑤ 中火にして、おろした生姜をまんべんなく入れる。かき混ぜる。蓋をしないで20～30分炊く。へらを使い焦げないように時々かき混ぜる。
⑥ 弱火で10分くらい炊く。焦げがついて来たと思ったら火を消す。
⑦ ファンを回したまま冷ます。40分位かかる。
⑧ ブレンダーで攪拌してペースト状にする。
⑨ よく洗った広口のビンにペーストを詰める。冷蔵庫で保存する。

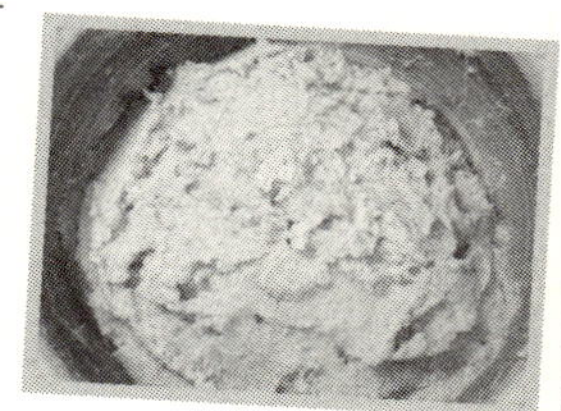

＊食べ方＊

パンやクラッカーにつける。紅茶等にいれる。

一口メモ

長期保存で酵母やカビが生えてきたら、その部分だけをナイフやスプーンで除いたら残りは問題なく食べられる。

例1：夏場のミカンで皮が厚い河内晩柑

＊手順＊

① 河内晩柑（かわちばんかん）（熊本産等）を水につけて、和製たわしでよく洗う。
② 皮（外皮と内皮全部使う）は最小400gになるまで冷蔵保存バックに入れ冷蔵庫に保存する。できるだけ空気を入れない。
③ ホーロー鍋や土鍋に水800ccを入れる（地下水または蒸留水を使用する。水道水は発がん性の塩素を含むので一度沸騰させるか一晩置いてから使用する）。
④ クエン酸を約2g（10mM［ミリモル］）加える。軽くかき混ぜて溶かす。弱酸性にすることによりペクチンが皮から溶出し易くなる。
⑤ 皮をできるだけ細かく刻んで鍋に入れて強火で炊く。
⑥ 沸騰したらおろした生姜（100g、皮の4分の1の重量）を入れ、中火で炊く（20～30分）。焦げないようにへらなどで時々かき混ぜる。
⑦ 弱火でさらに最大10分、焦げがつき出したら止める。冷ます。
⑧ ブレンダーで砕き混ぜる。ミキサーを使っても良い。
⑨ 冷ましてから瓶など入れてれ冷蔵保存する。

＊食べ方＊

ヨーグルトやパンと一緒に毎日中さじ1杯ほど食べる。

例2：冬から春にかけての皮が薄いミカン

＊手順＊

例1と同様

洗って冷蔵保存しておいたミカンの皮1.3kgを小さくで切って鍋に入れる。皮が浸るくらい水を入れる（～2,000cc）。クエン酸は4～5g加える。沸騰後中火にして、生姜260g（皮の5分の1の重量）をおろしたものを入れる。全体に行き渡るようにかき混ぜる。中火で40分、弱火で10分炊く。

なお、生姜の量を皮の5分の1重量まで下げても抗菌作用は維持される。それ以下は検討していない。

生姜味が苦手なお子さん用には、弱火にしたときに、黒砂糖や蜂蜜を加えて食べやすいように工夫してみるとよい。

一口メモ

リンゴよりも柑橘類のペクチンが、効果が高いことを旧ソ連の科学者は知っていた。しかし、旧ソ連では入手が困難だったため次善の策としてリンゴペクチンを改良して用いたという。

腎臓にトラブルを抱え柑橘ペクチンを取れない人たちは「梅干し」でペクチンが取れる。梅干しペクチンの効果は欧米ではすでに知られている。梅干しは1日1個程度だという。

下の表はペクチンが色々な果物に広範囲に存在することを示している。プラムやオレンジ、イチジクはリンゴよりペクチン量が多い。ペクチンは果物の皮に豊富に存在するので現実的な観点からすると、北国ではリンゴを、関西地方以南では柑橘類を使うと便利である。梅のペクチン量は柑橘類の 10 分の 1 程度である。1 日 1 個の梅干しで効果的ペクチンが取れるというのは、天日干しした梅干しには未知の物質が存在し、ペクチンとの相乗効果で放射能防御に関与しているからかもしれない。

効果的で美味しいペクチンを作るには、旬の果物を新鮮なうちに使うのがよい。実をいただき皮も利用させてもらえる。ありがたいことだ。

果物のペクチン含有量（100g 当たりの g 量）*	
プラム（黄）	0.90 ～ 1.60
オレンジ	0.70 ～ 1.50
イチジク	0.70 ～ 1.50
リンゴ	0.40 ～ 1.30
アンズ	0.40 ～ 0.80
イチゴ	0.30 ～ 0.80
ラズベリ	0.30 ～ 0.90

* 出典：http://www.ishiharacompany.com/

一方、柑橘類の皮には放射能や農薬が蓄積し易いことから、安全面のチェックが必要である。福島原発事故による放射能の影響が少ない都道府県の順番（資料 1）に、鹿児島県屋久島、愛媛県今治市、和歌山県有田市の 3 カ所から蜜柑を取り寄せ、放射能のチェックを行った。

放射能のチェック：蜜柑(みかん)の外皮と実（内皮を含む）にわけて放射能を市民放射能測定所で Cs137、Cs134、K40 を測定してもらった。その結果、蜜柑の実には、3カ所とも放射能は検出されなかった。

蜜柑の皮には、3カ所とも定量限界の下限値 0.6 Bq/kg 未満だった。しかし、明らかに Cs137 のピークが認められた。愛媛と和歌山産は同程度、屋久島産が一番低く 0.2 Bq/kg 以下だった。Cs134/Cs137 比から、屋久島の放射能は福島原発由来ではなく赤道直下で行われた核実験（米・英・仏）に由来するものと考える。

言い換えれば、柑橘類の皮は、放射能吸着能が高いということを意味している。

農薬のチェック：無農薬・無化学肥料栽培のものを購入する。われわれが購入した屋久島・和歌山産は無農薬栽培したもの。愛媛産は農薬を使用していた。農協の指導のもと 18 回散布しているようだ。特別栽培法といっても 9 回使用していた。

有機栽培といっても各都道府県で基準が異なるという。チェックが必要だ。例えば、兵庫県での有機栽培作物の認定基準は、従来の農薬使用（JA 指導）の 50% 以下であればよいことになっている。

農薬を使用して栽培した蜜柑の皮を使うときは、蜜柑を水道水に 15 分浸す、水を取り替えてもう 15 分浸す。その後、流水のもとで和たわしでこすって洗う。無農薬栽培のものは 15 分浸すだけで十分だと思う。

無農薬栽培の屋久島柑橘類は下記で購入できる。

屋久島 HHC
〒 891-4406 鹿児島県熊毛郡屋久島町平内 461-1
Tel/Fax: 0997-47-3069

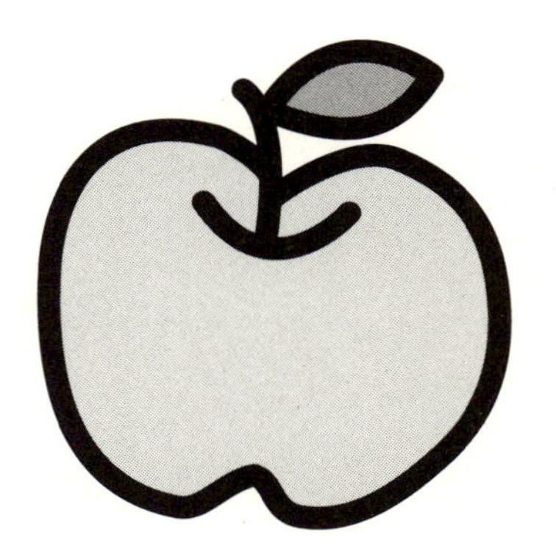

レシピ
8

菊芋

畑のインスリン菊芋は膵臓を癒すだけではなく放射能防御にも有効

菊芋は今、チェルノブイリ原発事故汚染地のベラルーシでは人気の食材である。放射能を吸収しない作物としてまた健康維持野菜として推奨され販売されている（ベラルーシ　ベルラド研究所バベンコ副所長「ベラルーシの部屋ブログ 2013.06.01」[脚注1]）。

菊芋の食べ方

① 生のまま：千切りにして生サラダに入れる。シャキシャキ感が良い。
② ポテトティップス風にして食べる
③ きんぴら：ごぼうの代わりとして人参と共にきんぴらにする。
④ お好み焼き風
⑤ ポタージュ
⑥ ビシソワーズのジャガイモの代わりに菊芋を使って作る。

脚注 1　放射線医学総合研究所監修、青木芳朗・渡利一夫編『人体放射能の除去技術――挙動と除染のメカニズム』（74 ページ）（講談社サイエンティフィック、2011 年）

筆者は郷里の畑で菊芋の無農薬栽培を行なって7年になる。畑の周りに農薬を使っている畑がないので安全である。菊芋は洗って、皮付きでも、皮を剥いて生でも食べられる。その他色々な食べ方ができる。

ポテトチップス風

＊材料（3人前）＊

●菊芋……適量
●油（サラダ油またはオリーブ油）……適量
●塩……少々
●胡椒‥‥少々

＊下準備＊

菊芋……和たわしなどで土をよく取り、キッチンタオル等で水分をよく除く。皮をむかなくともよい。

＊作り方＊

① 下準備した菊芋を薄くスライスする。
② フライパンにサラダ油を入れ中火で温める。そこに①の材料を入れて揚げる。使い捨ての少量の油で揚げる場合は、裏返しにして両面に火が通るようにする。
③ 少し色づいて、パリッとした感じになれば出来上がり。油を切る。
④ 器にとり、塩を少量ふりかける。好みで胡椒を足してもよい。

一口メモ

油はサラダ油を使用するとポテトチップスに近い味になるが、オリーブ油を使うとまた違った風味を楽しむことができる。

お好み焼き風

＊材料（3人前）＊

●菊芋……………250g
●ネギ…………… 50g
●焼きエビ（大分産）10g
●小麦粉‥‥大さじ1.5杯
●卵………………1個
●塩………ひとつまみ

＊下準備＊

菊芋……和たわしなどで土をよく取り薄く皮をむく。キッチンタオル等で水分を除いてからおろし器でおろす。
ネギ……細く輪切りにする。
焼きエビ‥細かく切る。

＊作り方＊

① 下準備したものをボールにいれておき、卵と塩を加えて混ぜる。小麦粉を加えてからへらで外側から大きく混ぜていく。こね回さない。
② フライパンにサラダ油を入れ中火で温める。そこに①の材料を3つにわけて炒める。焦げすぎないように。裏返しにして炒めて出来上がり。そのままでも、お好み焼きソースをかけてもよい。

✎ 一口メモ

エビやカニの外殻成分、キノコなどの細胞壁などに含まれるキチン（塩基性多糖類で構造はセルロースに似る）を脱カルシウム、除タンパク、脱アセチル化したものがキトサンである。キトサンは、アルギン酸と同様、前もって摂取することにより、放射性核種の著しい体内残留率の低下をはかることができる[脚注1]。但し、エビやカニにアレルギーを示す人は焼きエビを使わない。

ポタージュ

＊材料（3～4人前）＊

- ●菊芋・・・・・・・・250g（皮をむき、おろしておく）
- ●タマネギ・・・・50g（細く切っておく）
- ●野菜だし・・・・1袋
- ●バター・・・・・・10g
- ●生クリーム・・40ml（牛乳でもよい）
- ●塩・コショウ・・各少々
- ●水（蒸留水）・・400ml
- ●パセリ等　トッピング用

＊作り方＊

① 鍋に、水、菊芋、タマネギ、だしを入れて中火で煮る。焦げないように良くかき混ぜて菊芋の粒がないよう、タマネギが溶けるまで煮る（～30分）。

② 弱火にして①にバターと生クリームを入れてかき混ぜてから塩・コショウを入れて溶かす。

③ スープ皿にいれて、トッピングとしてパセリまたはグリンピースをのせる。

日本では菊芋は、畑のインスリン、天然のインスリンといわれて糖尿病患者に注目されている。菊芋にはジャガイモやサツマイモなどの芋類に含まれているでんぷんの代わりにイヌリンと呼ばれる多糖類が存在する。

イヌリンはでんぷんと違って血糖値を上げる糖に分解されない多糖類の食物繊維である。血糖値が上昇すると活性酸素が増加し血管や組織を傷つけ合併症を引き起こすが、菊芋には活性酸素を押さえるポリフェノールに加え、ビタミンB、C、Eそしてミネラル（カリウム、カルシウム、マグネシウム、リン、鉄、セレン）が豊富に含まれている。

特に、放射性セシウムが腸から体内に取り込まれる際に化学構造が類似しているカリウム濃度が高ければ競合的に作用し抑制してくれる。菊芋 100g 当たりカリウムの濃度 630mg と高く食物中ではトップクラスである。カリウムは心筋や筋肉の収縮に不可欠なミネラルである。但し、逆にカリウム値が高いので腎臓障害などで透析している人には菊芋は薦められない。

食物繊維のイヌリンは腸でフルクトオリゴ糖に分解され善玉ビィフズス菌を活性化し腸の免疫機能を高めると同時に調整剤としても作用する。

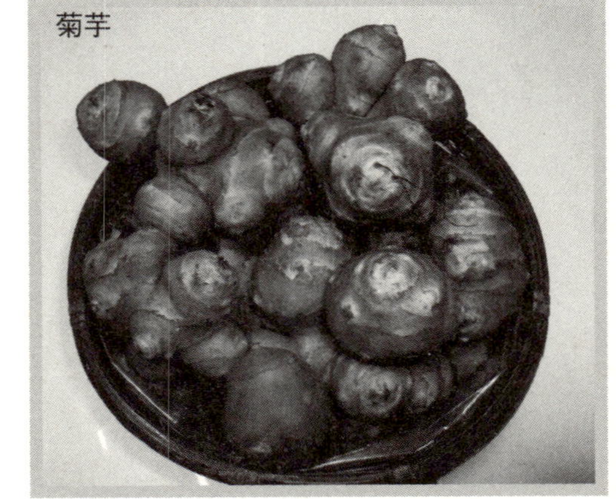
菊芋

Part2 健康法

健康法
1

脂肪酸

心臓の不整脈を予防し突然死を防ぐ
オメガ3系脂肪酸

3.11の福1の事故以来、汚染地域は勿論、都市圏でも狭心症や不整脈、突然死の人が増えている（厚生労働省「人口動態調査」）。

ベラルーシでは、チェルノブイリ原発事故後に不整脈から突然死した人が多く、その心臓にセシウム137が蓄積されていた。[脚注1]

最近の欧米のホメオパシーでは、脳—血液関門—心臓の予防及び治療にオメガ3の役割を非常に重視している。チェルノブイリ事故で最初にダメージを受けたのは脳であった。

「地中海食」、野菜、果物、ナッツや豆類や全粒穀物、魚類を中心とした食事を取る人たちに不整脈から突然死に至る人が少ないというイタリアでの疫学調査が引き金となって、欧米での広範な疫学調査と基礎研究がなされた。その結果、必須脂肪酸のオメガ3（ω-3）系脂肪酸が不整脈を防止し突然死を予防出来ることを支持している。[脚注2]

脚注1　ユーリ・I・バンダジェフスキー『放射性セシウムが人体に与える医学生物学的影響——チェルノブイリ原発事故被曝の病理データ』（合同出版、2011年12月）

脚注2　食品機能性の科学編集委員会編集『食品機能性の科学』「第16章

オメガ3脂肪酸は、必須脂肪酸で我々の身体内でつくることができないため食材から摂取しなければならない。代表がα-リノレン酸である。最近、大手飲料メーカーなどが健康食品として売り出しているDHA（ドコサヘキサンエン酸）やEPA（エイコサペンタエン酸）もオメガ3系脂肪酸に入いる。DHAとEPAは体内ではα-リノレン酸からつくられる。この代謝経路の酵素群はミネラルとビタミンが重要なので、ミネラルとビタミン不足に陥らないように心がける日々の食事が大事である。

これら3種類の脂肪酸が多く含まれる魚介類には、

サーモン、アジ、イワシ、サンマ、サバ、ブリ、カツオなどの青背の魚、それに**ハタハタ**や穴子などがあげられる。オメガ3が豊富な魚油から作られた肝油が補助栄養剤として医療に使われている。

種油でα-リノレン酸が多く含まれるのは、**エゴマ**（シソ油）、**菜種油**、**大豆油**。

クルミや栗、玄米の胚芽（胚芽米）などにも含まれる。次の子孫の命が詰まっている種や胚芽に豊富に見られる。

α-リノレン酸は熱で酸化され易いので天ぷら油用にはつかわないで、サラダ、ヨーグルト、パンなどにかけて食べる。

栄養補助食品として、オメガ3脂肪酸がリッチなメキシコ産の「ホワイトチアシード、White Chia Seed」や「レッドチアシード」が販売されている。

1日スプーン1～2杯、2gくらいで必要な量のオメガ3脂肪酸が取れて便利である。これを牛乳、ヨーグルトや味噌汁に入れても食べられる。糠ふりかけや鉄火味噌を作る際にも使用できる。

第5節　心臓不整脈におけるn-3系脂肪酸の予防的な役割」（産業技術サービスセンター、2008年4月）。n-3はω-3（オメガ-3）の別名。専門分野により使い方が異なる。

なお、α-リノレン酸の働きは以下のようなものが知られている。
(1) 細胞膜の重要な構成要素
(2) 脳、神経系の発達や働きに重要
(3) 脳血栓、心筋梗塞、不整脈を防止する
(4) 痴呆やボケ防止に不可欠（DHAとして）
(5) 目や視力にも重要

記憶力の低下、眠気、意欲の低下に困っている人が最近増えてきた感じだと兵庫県三田市市民病院薬剤師がブログで語っている。いわゆる「ぶらぶら病」症候群である。

膜の重要な構成成分であるオメガ3脂肪酸が活性酸素により過酸化されれば、細胞機能がダメージを受け機能不全となる。それを防ぐためにも、日頃の食生活で必須脂肪酸のオメガ3脂肪酸を摂取しておくことが大切である。

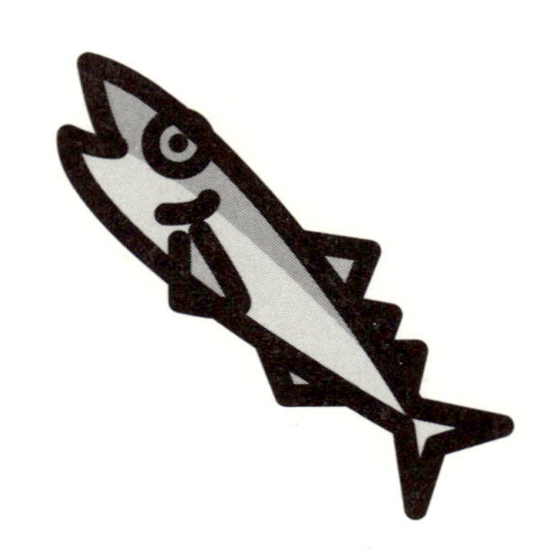

健康法
2

ナッツ

心臓─脳血管系の病気予防にナッツ類を食べよう

アーモンドやくるみなどのナッツ類はα-リノレン酸などのオメガ3必須脂肪酸を多く含むだけでなく、食物繊維、ミネラル、ビタミン、蛋白質に富み基礎栄養源としての価値も高く、人の健康維持食品として見直されている。1990年代からの疫学研究や各種脂肪酸の健康への影響が解明されてきて、ナッツ類が心臓血管系の病気の予防に有効であることが確認された。[脚注1]

ナッツの成分で強調しておきたいことは、ビタミンEとBの量が高く、抗酸化や抗菌作用に優れる。また、必須アミノ酸で硫黄を含むメチオニンとシスチンも多く含まれており、これらのアミノ酸は抗酸化に加えて細胞活動を活発化する。

市販のミックスナッツ（アーモンド、カシューナッツ、マカデミアンナッツ、あるいはクルミ）を購入の際は、**「食塩・加工オイル不使用」**とか**「無添加」**と表示されたものを選ぶことが大切。単品をいくつか買う場合でも、できるだけ「無添加」のものを選ぶ。ローストしてい

脚注1　Part 2の1の脚注2を参照。

ないものは、殺菌を兼ねて自分でローストすることを心がける。

子供のおやつには、ケーキなどの甘いものよりもナッツ類を食べさせ放射能から守りたいものだ。

表1　ナッツ類の効能・効果

アーモンド	老化防止[脚注2]、動脈硬化予防、肝臓のサポート、二日酔い防止、生活習慣病の予防。
クルミ	老化防止、うつや不眠に効果、ストレス解消、便秘解消、美肌・美髪効果、生活習慣病の予防。
ピスタチオ	老化防止、高血圧やむくみ対策、生活習慣病の予防。
ヘーゼルナッツ	老化防止、血行促進、便秘解消、美容効果、骨粗しょう症の予防。
カシューナッツ	老化防止、生活習慣病の予防。
マカダミアナッツ	老化防止、美容効果。
ピーナッツ	老化防止、疲労回復、動脈硬化予防。
松の実	老化防止、血行改善し冷え性に効果、アレルギーやアトピーを改善。
銀杏（ぎんなん）	せきや痰に効果、夜尿症を改善、骨粗しょう症の予防、子供の骨の成長に欠かせないＰが豊富、免疫力を高める、コレステロールを低下する、疲労回復、滋養強壮。

脚注２　老化防止、アンチエイジングはナッツの特性である豊富な不飽和脂肪酸と抗酸化作用や活性酸素除去能力に由来すると考える。

脚注３　五訂日本食品標準成分、http://food-drink.pintoru.com/nuts/effect-of-nuts/、dietetics.blog.jp 等のデータを参考に作成した。

脚注４　食物繊維は腸内環境を良くし、腸の担う免疫機能をアップする。肌の調子をも良くする。ナッツをよく噛んで食べることで栄養素が引き出される。

脚注５　不飽和脂肪酸とは炭化水素基の中に不飽和結合を持つ脂肪酸のことで、オレイン酸、リノール酸などがある。オメガ３系のα - リノレン酸なども含まれる。

オメガ３系脂肪酸の働きには、血中の中性脂肪の低下、不整脈の予防、動脈硬化の防止、脂質の過酸化抑制がある。ナッツ類にはこの脂肪酸が多く含まれている。

脚注６　活性酸素除去能力を持つビタミンＥが豊富なナッツが多い。ビタミンＣは ビタミンＥの再生にも働く。ミリグラム (mg) はグラム (g) の千分の１の単位。

表2　ナッツ類の成分[脚注3]

ナッツ類	注目する成分（100グラム〔g〕当たりの量）				
	食物繊維（g）[脚注4]	不飽和脂肪酸（g）[脚注5]	ビタミン（mg）[脚注6]	ミネラル（mg）[脚注7]	備考
アーモンド	14.4	47.3	B1（0.24）、B2（0.92）、E（31）	K（770）、Ca（230）、Mg（210）、Fe（4.7）、Zn（4）、Mn（2.63）	
クルミ	7.5	56.1	B1（0.26）、B2（0.15）、E（3.6）	K（540）、Ca（85）、Mg（150）、Fe（2.6）、Zn（2.6）、Mn（3.44）	セロトニンの分泌を促進するトリプトファンが多い
ピスタチオ	9.2	37.6	B1（0.43）、B2（0.24）、E（27.5）	K（1025）、Ca（120）、Mg（120）、Fe（3）、Zn（2.5）	
ヘーゼルナッツ	7.4	60.1	E（28.3）	K、Ca、Mg、Pが豊富	
カシューナッツ	6.7	43.9	B1（0.26）、B2（0.18）、E（0.9）	K（610）、Ca（130）、Mg（160）、Fe（3）、Zn（2）、Mn（5.24）	
マカダミアナッツ	8.6	60.8	B1（0.21）、B2（0.09）、E（0.54）	K（300）、Ca（47）、Mg（94）、Fe（1.3）、Zn（0.7）	
ピーナッツ	18.8	39.2	B1（0.23）、B2（0.1）、E（18.3）	K（770）、Ca（50）、Mg（200）、Fe（1.7）、Zn（3）	抗酸化作用を持つレスベラトロールも豊富
松の実	4.1	68.2	B1（0.6）、B2（0.13）、B3（3.6）、E（15.8）	K（620）、Ca（15）、Mg（250）、Fe（6.2）、Zn（6）、Cu（1.3）	
銀杏（ぎんなん）	2.2	0.54	B1（0.24）、B3（1.0）、C（20）	K（580）、Ca（8）、Mg（42）、Fe（1.1）、P（83）	カロチン（0.26mg）

脚注7　ミネラルとして、カリウム（K）、カルシウム(Ca)、マグネシウム(Mg)、鉄(Fe)、亜鉛(Zn)、マンガン(Mn)、リン(P)、銅(Cu)を示した。ナッツ類はミネラルが豊富である。
特に、必須微量元素のZn、Mn、Pが多いのも魅力である。ミリグラム(mg)はグラム(g)の千分の1の単位。

健康法
3

チョコ

ダークチョコレート・ひよこ豆・レッドビンズは鼻血・下痢・下血の予防と治癒に有効

放射線被曝と鼻血の因果関係は、チェリノブイリ事故のベラルーシの子供たち（学校の先生の証言、チェルトコフの前掲書）、被災地双葉町前町長井戸川克隆「福島では鼻血を出したり、ひどい疲労感で苦しむ人たちが大勢います」、線量が高かった 2011.3 は多発と双葉町の記録に明記、研究者が行った住民調査結果「多くの人が鼻血で苦しんでいる」。ボランティア活動で福島に行かれた人たちにも経験者がいる。

放射線による溶血反応の一つが鼻血である。放射線により生成された活性酸素が赤血球膜の脂肪酸を過酸化し連鎖反応を引き起こす。その結果の膜破壊による溶血が鼻血と理解されている。[脚注1]

脚注 1　放射線によって生じた活性酸素は、細胞の膜─細胞膜やミトコンドリアなどの細胞内小器官、核膜の脂質と作用して過酸化脂質を生成し細胞を損傷する。低線量では活性酸素の密度が低く、再結合する割合が少なく効率よく膜に達して脂質酸化の連鎖反応が起こるため、放射線の影響は低線量で急激に高まる。高線量では、生じた活性酸素の密度が高く、再結合する割合も高く膜破壊を起こしにくいが、代わりに核の遺伝子破壊が生じる（放射線のペトカウ効果）。人の赤血球には核がなく低線量被曝で膜破壊のみが起こる。

同様のことが、消化器官で起これば下血や下痢となるだろう。

ビタミンEの投与（簡単にはダークチョコレート・ひよこ豆を食べること）で溶血現象が抑制されることを欧米の放射能被曝に関心のある人は知っているようだ。ビタミンEはアーモンド、カカオ、大豆などの多くの種実や、それ由来の油に含まれている。ビタミンEは油溶性である。

ダークチョコレート（カナダ、ベルギー、フランス産等のココア70%以上）の成分には食物繊維とポリフェノール、特にココア特有のデオプロミンに加えてメラノイシンは抗活性酸素剤として働くものと思われる。また、免疫力アップに必要な微量メタルの亜鉛（Zn）が多いのも特徴である。ココアはカカオの種（実）からのカカオマスから油を除いたものである。

ひよこ豆にはイソフラボンと呼ばれるポリフェノール、ミネラル、ビタミンB1、食物繊維が豊富である。放射能や活性酸素除去に優れている食材だ。また、DNAや赤血球のヘモクロビン合成に必要な葉酸、ミネラルの鉄なども多く含まれている。

活性酸素を消去する作用のある酵素、スーパーオキシドディスムターゼ（SOD）を投入すると膜破壊が抑制されることから、放射線誘導された活性酸素による膜破壊、細胞破壊が起こることが実証された。低線量の放射能は安全ではない。低線量放射線照射により赤血球の溶血反応が起こるが、この反応はSODやビタミンEの投与で顕著に抑制される。

低線量放射線誘導とは被曝細胞の周囲の被曝していない細胞も被曝細胞と同様の影響を受ける現象をいう（低線量放射線誘導バイスタンダー効果）。細胞の核を照射しても細胞質を照射してもその影響は変わらないことから、直接的なDNA損傷はこの効果には必要ではない。従って、細胞集団全体が放射線被曝のセンサーであると考えられる。バイスタンダー効果の重要な情報伝達分子は活性酸素や活性窒素であることが解明されている。

レッドビーズ（レッドキドニー）の成分はひよこ豆に類似するが、活性酸素吸収能力（ORAC値）は、豆類で一番。赤色の皮に含まれているポリフェノールは赤ワインの1.5倍と言われる。

レッドキドニーにはミトコンドリアにある2種類のSOD（スーパーオキシドデスムターゼ）[脚注2]に必要なミネラル、マンガンと亜鉛が多いのも特徴である。

ひよこ豆は、缶詰、瓶詰、袋詰がスーパーや生協で安価に売られている。レッドキドニーは袋詰のものが手軽に使える。ひよこ豆やレッドキドニーは、単独でも手軽に食べられるし、サラダや煮物や炒め物としても使える。放射能汚染地域に行かれる方は、その前後に是非食べられることをお勧めしたい。あるいは、ダーク・チョコレートやひよこ豆を携帯していつで食べられるようにしていただきたい。自己防御が大切。鼻血や疲れを取ってくれるはずだ。

（この項は、神戸の赤塚氏からの情報を元に著者がまとめたものである）

脚注2　SODはミネラルの助けを借りて過酸化水素を水と酸素に分解する（$2H_20_2 \rightarrow 2H_2O + 0_2$）酵素。

健康法
4

体温

体を温めて免疫力を高める方法とデトックス（解毒）

体温が 36℃以下になると白血球の増殖や活性が低下し、逆に癌細胞等が活発化することが知られている。足湯や 40℃近くの比較的ぬるめのお湯にゆったりとつかって血行を促進し体を暖める。湯たんぽやカイロなども使用する。夏場でもできるだけ暖かいものを飲み体の冷えを防ぐこと。これらの方法により体の免疫力を高めることが放射能防御にも繋がると思う。

＊エプソムソルト入浴で血行促進＊

海水の重要なミネラル成分のエプソムソルト（硫酸マグネシウム、MgSO4）浴は芯から体を温め、血行を促進し保湿作用もあることから欧米では美容効果として使われている。岡山原産のエプソムソルトはアースコンシャスが販売店である。ブランドのエプソムソルトとしてDead Sea salt が有名である。

40 ～ 42℃のお湯に市販の入浴剤エプソムソルト半カップを浴槽（150 ～ 200 リットルのお湯に 80 ～ 120g の MgSO4）に入れる。10 ～

20 分位の入浴でじわっと汗がでてくる。湯上がり時は軽くシャワーを浴びて流す。毎日入ってもよい。血行促進に加え、皮膚から取り込まれたマグネシウム（Mg）や硫黄（S）は抗酸化作用として働くことが期待される。お好みのエッセンシャルオイルと一緒に香りも楽しむことができる。

但し、糖尿病や心臓病患者には高温入浴（40℃以上）は危険なので不適切だと思う。また、この入浴で皮膚にかゆみなどの変化が現れる人は中止する。

エプソムソルトの最大の治療効果は、喘息、関節炎、神経炎症等を改善するという[脚注1]。また、喘息患者の 4 週間死海（Dead Sea）滞在治療効果は、抗炎症作用によるとの研究報告がある[脚注2]。

＊エプソムソルト：ベーキングパウダー：クエン酸 =1：1：1 入浴でデトックス＊

エプソムソルトの創始者の Dr. Hazel Parcells（米国の栄養学者でアロマテラピスト）は、歯科医院で X 線診断と飛行機に乗った後は、X 線と宇宙線の影響を除去するため Parcells bath（エプソムソルトとベーキングパウダーそれぞれ 1 ポンド、373g を溶かした風呂）に週 2 回入ることを進めている。米国の浴槽は日本よりかなり大きいことを考慮。

最近のアロマテラピストは、身体に取り込まれた亜鉛、鉛、有機水銀などの有害ミネラルを排出解毒方法として、エプソムソルト、ベーキングパウダー、クエン酸の 3 種類を等量混ぜたものを 1/2 カップ浴槽に入れ 1 週間に 1 ～ 2 回行うことを推奨している。私はこの方法を採用している。この方法は Parcells bath の変法であるから、放射線被曝にも有効である。だるさを感じたり、疲労感がある時にも効果がある。

脚注 1　https://www.ncbi.nim.nih.gov/pubmed/24928863
脚注 2　https://www.ncbi.nim.nih.gov/pubmed/9777879

＊炭からの遠赤外線輻射共鳴波装置「スマーティ」による皮脂腺からの排汗による解毒＊

長年かけて身体に溜まった様々の毒が、体全体への血液の好循環を妨げ臓器の代謝機能に悪影響を及ぼしていると考えられる。このことは、明確に検査値として現れない場合が多い。

マグロは有機水銀などの毒素を脂肪組織に貯めることが知られている。脊椎動物としての人間も同様に、脂肪組織に一部の毒素を蓄える。これを皮脂腺から汗と一緒に出してやれば身体の代謝系が好循環に至ると期待できる。

汗には、汗腺から出るものと皮脂腺からでる二つの汗がある。皮脂腺から出る汗は入浴や運動、サウナなどでかく汗とは異なり、ネットリした汚い脂汗である。この汗には体内で蓄積された重金属などの有害物質が含まれている。この汗を出す方法としてはマラソン（20～30 km走）で長時間走る必要があるが、誰でも手軽にできるものではない。これに代わるものとして、寝ながら簡単に皮脂腺から汗を出せる「フジカ・スマーティ」を紹介する。

この装置は、有機物の炭から遠赤外線輻射エネルギーを出して人体の細胞（有機物）と共鳴し増幅させ、体の深部まで温め代謝排汗させるものだ。半円形ドーム型のこの装置は、寝ながらリラックスした姿勢で30～40分、無理なく汗をかくことができる。汗をかいた後、入浴やシャワーにより清潔にする。タオルで体を拭くだけでもよい。この汗をかいた後は疲れを感じず体が軽くなり快適だ。スマーティに入る前後に水をコップ1杯飲むこと。

注目したいのはこの汗の分析結果である（フジカ・スマーティのカタログより）。

(1) 水、塩化ナトリウム、<u>カリウム</u>、アンモニア、尿素、アミノ酸など

(2) コレステロール類、脂肪酸エステル、遊離脂肪酸、乳酸、過剰な脂肪など

(3) 鉛、亜鉛、コバルト、カドミウム、水銀等の重金属など

(4) ダイオキシン、農薬、除草剤や殺虫剤、食品添加物

(5) 活性酸素種

放射能の分析はないが、(1)、(3)〜(5)までをみると放射能の排出・防御に活かせる装置であることが推察される。

皮脂腺からの汗を敷いたビニールシートで採取し瓶などに入れて室温で保存して置き、放射能を測定することが出来る。この方法では、γ線は勿論、ホールボディカウンターでは検出出来ないα線やβ線も測定し検出できる。

この装置があれば寒気を感じたら簡単に体を温めることができる。私や家族はこの装置を使ってから風邪などもひかなくなった。風邪をひきかけても軽く済むことを体験している。

フジカ・スマーティはネットで購入できるが少々値がはる。値段や支払いに関して気軽に相談できる販売店を下記に紹介する。

株式会社　セフレ　(社長　星芳明氏)
〒659-0028　兵庫県芦屋市打出小槌町12-3芦屋打出小槌ビル
TEL: (0797) 25-2166　FAX: (0797) 25-2188
スマーティ　F4-A5型　¥260,000(税込)[分割払い4回　可]
スマーティ・レッグホット　LH-2型(税込)　¥38,800
(スマーティ・レッグホットは膝から下、ふくろはぎや足先を温めるため足が冷えて困る人には最適。これに入ってデスクワークができる。長時間の仕事の後でも血行障害がおきない。)

最近、都市などで従来のサウナに代わって遠赤外線サウナが使用されている店があるという。よいことである。

健康法
5

運動

放射能が蓄積し易い重要な臓器を守るための運動

チェルノブイリ原発事故（1986.4.26）で体内に取り込まれた放射能核種の約70%は、半減期が30年の長寿命の放射性セシウム（Cs）137であった。次ページの表には1997年までにベラルーシ共和国ゴメリ州で亡くなった10歳までの子供、52人の臓器を取り出し、そのCs137の値（ベクレル、Bq）を測定し、キログラム（kg）当たりに直したものである。蓄積量が高い臓器のベスト4は内分泌系の**甲状腺＞副腎＞膵臓＞胸腺**である。成長が盛んな子供のホルモン分泌が活発なことを示している。これまでの医学の定説、「**Cs137は主に骨格筋に蓄積する**」とは異なり、甲状腺、心臓、肺臓、肝臓、腎臓、脳などの重要な臓器にCs137が蓄積されている。[脚注1]

甲状腺は放射性ヨウ素が最も蓄積しやすい臓器である。二重に汚染されことになる。甲状腺から分泌されるホルモンは、重要な臓器の生長や働きを助けるため、甲状腺の機能異常（ガンも含めて）は、子供の健全な生長にとって深刻だ。副腎の異常は腎障害に、膵臓細胞の

脚注1　52ページの脚注1参照

チェルノブイリの子どもの臓器への Cs137 の蓄積量
（1997 年）

臓器名	Bq/kg
甲状腺	2054
副腎	1576
膵臓	1539
胸腺	930
骨格筋	902
小腸	880
大腸	758
腎臓	645
脾臓	608
心臓	478
肺臓	429
脳	385
肝臓	347

1997 年に死亡した大人と子どもの臓器での Cs137 の蓄積量

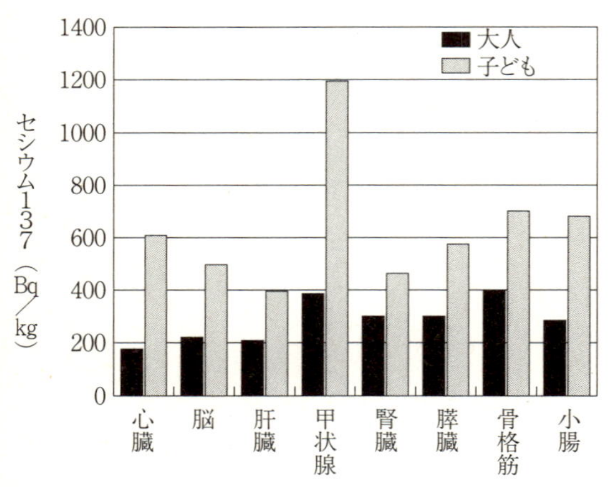

破壊は子供の糖尿病に、胸腺の異常は免疫力の低下や過剰亢進をまねく。免疫力の低下は風邪や結核に感染しやすくなる。一方、過剰亢進はアトピーや喘息などの自己免疫疾患を誘導する。子供の健康が蝕まれてゆく。

事故後 25 年目のウクライナ共和国やベラルーシ共和国政府の報告書では、健康な子供の割合は 20% 弱だと明記されている。

左の図は、チェルノブイリ事故後 10 年目に死亡したベラルーシの大人と子どもの臓器に蓄積した Cs137 の値である。子どもは大人の 2 ～ 3 倍高い。細胞増殖がほとんど起こらない大人の心臓や脳にも Cs137 は蓄積していることは注目すべきことだ。半減期が 30 年の Cs137 は、低線量といえども内部被曝により絶えず重要な臓器を被曝し続ける。福島原発事故後、日本でも心疾患による大人の突然死、パーキンソン病やアルツハイマー病などの脳神経系の病気が急増していることが統計的にはっきりとしてきた。大人もまた健康被害を被っている。

これまで身体を鍛錬するというと筋肉を鍛えることが主体だった。内臓の諸器官を鍛錬し新陳代謝を高めることにより、放射能の蓄積を押さえ出来るだけ早く体外へ排出すること、その影響を軽減することがより重要になってきている。臓器の新陳代謝を活発化するには、血液の流れを良くし酸素を十分に諸器官へ補給することが大事だと思う。

私は運動の専門家ではないので、具体的な方法を示すことはできないが、内臓を鍛えるためのストレッチ運動を、本やテレビ番組などの情報を参考にして、自分に合った運動を工夫し実践している。それぞれ各人の身体に適した運動を工夫されて実行することをお勧めしたい。

全身に張り巡らされた血管は全長10万キロメートル、地球2周半にも及ぶ巨大ネットワークである。

その中を流れる血液は全臓器のメッセージを伝達し、会話を実現する役割を担っていることが生命科学研究で明らかになってきた。すなわち、体は、全臓器間のコミュニケーションによって統合されているものとして理解され始めている。各臓器は独立した存在でありながら互いに依存し合う存在でもある。血液の流れが滞りその先の臓器に血液が行かなくなればそれらの臓器に障害が生じるだけでなく、他の臓器にも影響が及ぶ。従って、臓器の鍛錬のための運動の基本は、血液が各臓器に行き渡るようにすることだと思う。ヨガ、太極拳、気功なども良いと思う。

このために私の場合、第1に、まず歩くこと。エレベーターやエスカレータをできるだけ使わずに歩くこと。

第2に、指もみとふくろはぎ揉みで指先と足先の血行を良くする。

第3に、深くゆっくり腹式呼吸をする。湯上がりに床に仰向けに寝てゆっくりと呼吸しながら両腕を頭の後ろに持っていく。10秒くらい止めてから腕を戻しながらゆっくり吐き出す。肺や脳に血液を送るイメージで行う。
第4に、血液を送り出す心臓の負担を軽くし、重要な臓器に血液を送るストレッチをする。
第5に、体の浄化装置である、肝臓と腎臓に十分血液が行き渡るストレッチ体操を1日10分行う。これらのことを日々実践している。

健康法
6

とがり竿

とがり竿は人・動物・植物を元気にする：簡単な技術で新しい環境作り

とがり竿（ざお）（棒）とは、竹竿や木棒の先に金属針を取り付けたものでマイナスイオン（陰イオン）を多く発生させる装置である。楢崎皐月氏が考案したものである。マイナスイオンは作物の生育を促進するだけでなく人の健康をも増進させる。[脚注1]

装置の作り方は、

1　材料は竹でも木でも身近にあるものを用いる。効果は変わらない。

2　金属針はいかなる金属針でも良いが、針金の８号線は旋盤で先

脚注１　楢崎皐月著『静電三法――植物波農法・物質変性法・人体波健康法』（電子物性総合研究所、1991 年）。原著は普及活動テキストとして 1958 年にまとめたものを復刻・刊行したもの。戦後の食糧難の国情のため、国の依頼で全国 3,000 箇所以上の土地の磁場と大気電位を測定し、電子物性から作物にとっての優勢地と劣勢地を明らかにした。劣勢地の改善策を考案し実践した。10 年間の実績と経験から普及活動テキストを作り全国に広げようとした。しかし、昭和 30 年代に入ってアメリカが農薬中心の農業を勧めて国の農業政策が大転換したため、その普及は限定された。

端をとがらせるのに便利である。先端は細い程効果がある。針金の長さは30～35cmが使い易い。鉄製が有利。

3　8号線を棒の先に細い針金を使ってしっかり固定する。

4　棒の長さは1.5～2.0m。家や畑には5m間隔で立てれば良い。[脚注2]

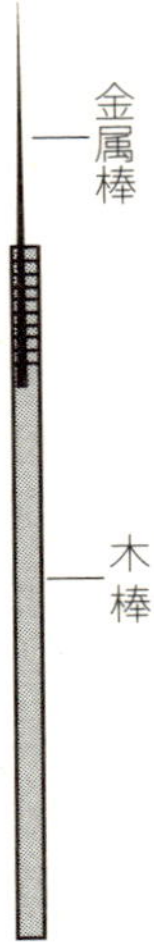

金属棒
木棒

とがり竿を、健康のために家の周りに設置したら、庭の草木の成長が促進された、枯れかけた木が元気になって花を咲かせたとの知らせがあった。また、老犬が元気に歩けるようになったとの連絡もあった。簡単に作れる装置なので是非試してください。

楢崎氏は、とがり竿がマイナスイオンを多くし、作物の優勢生育に拍車をかけることを実証し、作物が育ちにくい劣勢生育地をなくすことに貢献した。この技術に加えて、木炭―有機炭素―を埋設することでマイナスイオンを供給し磁場を改良し劣勢地を優勢地に変換できる炭素埋設孔技術をも開発した。

発酵醸造の工場の地中、壁、床に炭を埋め込み、熟成室も同様に、マイナスイオン優位の環境を整え、良質の水と原材料から酢、味噌、麹を生産している醸造所がある。[脚注3] 微生物や酵母などもまたマイナスイオンで元気になるようだ。

なお、落雷については、今のところ知られていない。あったとしても竹や棒がアースの役割を果たしてくれるので安全だと考えられる。

脚注２　果樹等に利用する場合には、大気電位が交錯しない範囲内で長さを定める。詳細は『静電三法』を参照のこと。

脚注３　http://www.kawazoeyuya-web.com

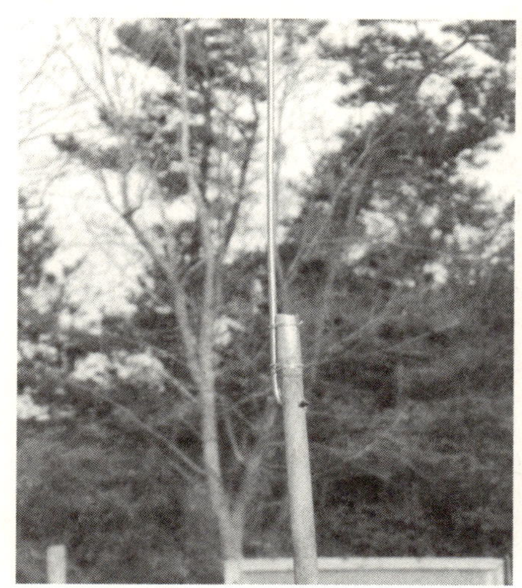
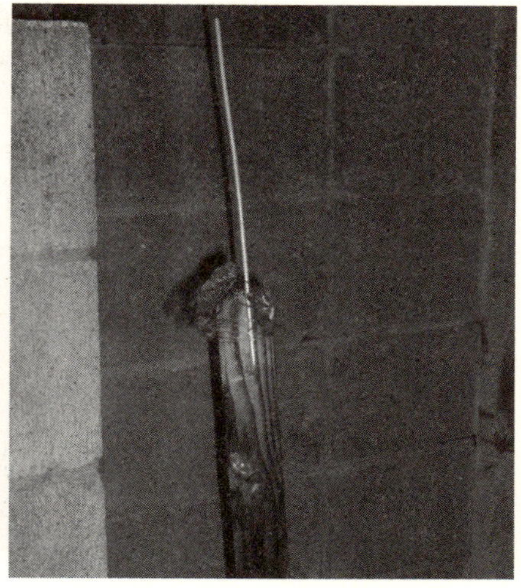

右の写真は、家の庭に設置したとがり棒。４匹のセミの幼虫が利用している。
左の写真は、畑に設置したもの。作物の成長を促進する。背後にある金網を張った立て看は陽イオン吸着装置で虫除けのため。

健康法
7

自然界

自然界の音楽と果樹や動物が歓ぶクラシック音楽を聴いて免疫力を高めよう

心地よいと感じる音は、自然の音・人工の音にしろ個人一人一人様々だ。流行やお仕着せではなく、自らの波動に合った心地よい音楽を味わえる時間を少しでも持つことによって、体内の循環がゆったりと流れ免疫力が高まるものと考える。

欧米の病院では病気の治療の一環として音楽を積極的に取り入れ成果を上げている。発作を起したり、昏睡状態に陥った患者の処置に使われている。

また、専門の資格を持つミュージックセラピーをおこなうセラピストの存在もしられている。その役割は患者の懐かしい思い出の音楽や好きな音楽を聞きながら患者と対話し、病気への不安や心の傷を和らげてやり、術後や治療の予後効果を高めるものである。セラピストが自分で楽器を演奏する場合もある。

落語や漫才を聞いて笑う人の免疫力はそうでない人より高かったという実験結果がある。笑いとユーモアに加えて、笑顔と感動もまた心と身体の健康にとってとても大切なファクターだと思う。出来るだけ自然に接すれば、その美しさに素直に感動する時間がストレスを和らげてくれるだろう。

（例1） 日本語は左脳で、外国語の多くは右脳で処理される。右脳を使いすぎるとストレスが溜まる。クラシック音楽はそのストレスを解消してくれる（角田忠信著『右脳と左脳―脳センサーでさぐる意識下の世界―』小学館ライブラリー）。

（例2） 乳牛にクラシック音楽を聴かせて飼育するとお乳の産生がアップした。モーツアルトの音楽の効果が一番だった（ドイツでの例）。音楽を聴かせて神戸牛を飼育している農家もあるようだ。

（例3） 音楽を聴かせて育てたぶどうは、音楽を流さなかったぶどうよりも生育状態がよかった。それだけではなく、成熟が早いうえに、味、色、ポリフェノールの含有量の点でも優れていた。おまけに、音楽には害虫を混乱させ、木から遠ざける効果もあった（イタリア・トスカーナ州のぶどう農家とフィレンツエ大学国際植物ニューロバイオロジー研究所とが企業の支援を受けて5年以上かけて行った研究成果[脚注1]）。

日本では稀だが、柑橘類を育てるのに無農薬栽培に加えてクラシック音楽を聴かせている団体がある（鹿児島県屋久島HHC）。

（例4） 小さな我が家の二階の部屋で窓を開けてクラシック音楽を聴いていると庭の木に遊びにきていた小鳥たちの鳴き声が大きくある

脚注1 音楽が植物に効果をもたらすことが科学的検証により確認された。ただし、音楽のジャンルは区別できず、音楽を構成する周波数が鍵となる。種子の発芽、植物の成長、根の身長に良い影響を与える周波数は100～500ヘルツ。逆に高周波には成長を抑える効果がある。また、音で害虫防除に使えるなら、農薬の大幅な削減による新しい有機農業、「音響農業」を打ち出せ、持続可能な循環社会に貢献しうるとして、この実験は、国連主催の「ヨーロッパ－ブラジル開発会議」によって今後20年でグリーン経済の世界を実現可能にする100のプロジェクトの一つに選ばれた。ステファノ・マンクーゾ＋アレッサンドラ・ヴィオラ著『植物は＜知性＞を持っている』（NHK出版、2015年、105～106ページ）。

いは盛んに鳴き続けることを経験している。まるで音楽と競争して私の鳴き声の方が美しいのだよとか、あるいは共に和して歌っているかのようだった（著者）。

芸術は自然を模倣し、自然は芸術を模倣する（ワーズワース）。私たちは地球そのもの、生命が奏でる音楽に耳傾け癒しの時間を持ち、希望と勇気をもらいたいものだ。

免疫学の研究から神経系が免疫機能の調節に極めて重要であることがあきらかとなっている。

ナチの強制収容所のアウシュヴィッツなどで生き延びた著名な精神科医のヴィクトール・E・フランクルは、著書『夜と霧』（旧版　霜山訳 1956、新版　池田訳　2013、みすず書房）で次のように語っている。収容所でのフランクルの名は、番号のみ。119104 であった。

「人間の命や人格の尊厳などが無視される現状下で、勇気と希望あるいは喪失といった情調と、肉体の免疫性の状態とのあいだに、どのような関係があるかを知る者は、希望と勇気とを一瞬に失うことがどれほど致命的かということを熟知している。強制収容所での死因は発疹チフスで免疫機能の低下が原因だった」（下線は著者による）

原著の表題は “Ein Psychologe erlebt das Konzentrationslager in…. trozdem Ja zum Leben sagen”　[ある精神科医の強制収容所体験‥‥それでも人生を肯定する（著者訳）]

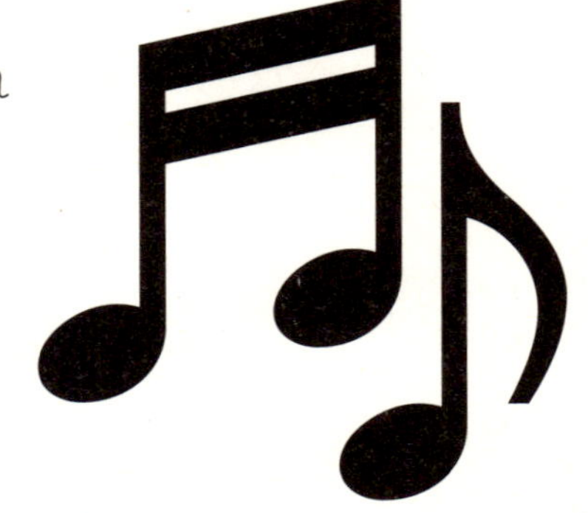

あとがき

2011.3.11の福島第1原発事故の後、放射能は私たち日本に住む者にとって身近な存在となってしまった。広島・長崎の原爆を経験したとはいえ戦後72年の月日が経過し、体験した証人が段々少なくなる中、1号機から3号機までメルトダウンするという最悪の事態を招くこととなった。これまで、核物理学者、原発プラント設計者、地震学者等様々な人が具体的に原発の危険性を指摘していたにもかかわらず、それらの言葉は国策の名の下に一顧だにされなかったのである。

また、スリーマイル島原発事故を経験し、チェルノブイリ事故を経験しても原発を止めようとしなかった世界の国々ではあったが、福1の事故の後ドイツをはじめとする多くの国々が原発を廃止することに政策を大きく転換させた。脱原発は世界の潮流となりつつある。それに比べて事故を起こしたわが国は‥‥。

私は40年余に渡り生命科学の分野で研究を続けてきたが、多くの日本人と同様にこの状況下で未来を担うべき若い人たちを如何に放射能から守るべきか、という問題意識から食物と健康法をあれこれ学び、試してみることを続けている。

放射能に負けない身体作りの根幹は、放射能を取り込まないこと、取り込んだものをできるだけ早く排出すること、放射能で体内に生じた活性酸素などのフリーラジカルを食事やサプリメント、また有効な運動や脳を刺激してストレスを解消すること等により除去することだ。

今回、発酵食品を中心とする日本の伝統食が放射能除去にも威力を発揮するということを改めて実感した。

放射能に負けない身体と心を作るための私の8か条

1　分つき米と味噌汁を１日１回食べる．
2　ヌカふりかけを食べる．
3　柑橘類かリンゴのペクチンを摂る
4　アルギン酸・カーボン（AC）を飲む
5　毎日入浴し身体を温めて免疫力を高める
6　スマーティーで皮脂腺から汗を出し解毒する
7　内臓器官を鍛錬するストレッチ運動を毎日行う
8　ストレスを長く貯めない

放射能に負けない身体を作るために、この本を活用していただくことを心より願っております。

このブックレットは、渡辺悦司・遠藤順子・山田耕筰共著『放射線被曝の争点』（緑風出版、2016年5月）の補章「内部被曝を軽減するために」に寄稿した論考を底本とし、著者が大幅に加筆修正したものです。山田耕筰、遠藤順子、渡辺悦司の諸氏の励ましと有益な議論に感謝致します。

また、簡潔で誰でもが使えるレシピ本の出版を提案し、辛抱強く長い間待って下さった緑風出版社代表、高須次郎氏には改めて感謝申し上げます。

2017年12月10日　大和田幸嗣

Part3 資料

資料
1

福島原発事故後5年間で全国に降下した放射性セシウムの土壌蓄積量
[原子力規制委員会「定時降下物モニタリング」2011年3月18日～2016年3月31日]

全国の土壌への放射能降下量
(2011年～2015年)

地方	都道府県	測定場所	セシウム (Bq/㎡)
北海道	北海道	札幌市	19
東北地方	青森県	青森市	141
	秋田県	秋田市	261
	岩手県	盛岡市	**3,145**
	宮城県	仙台市	**20,118***
	山形県	山形市	**22,856**
	福島県	双葉郡	**7,100,809**
関東地方	茨城県	ひたちなか市	**42,188**
	栃木県	宇都宮市	**26,392**
	群馬県	前橋市	**10,791**
	埼玉県	比企郡	**13,121**
	千葉県	市川市	**10,462**
	東京都	新宿区	**17,835**
	神奈川県	茅ヶ崎市	**7,992**

左の表は全国の各地一カ所で測定した放射性セシウムの土壌1平方メートル当たりのベクレル数 (Bq/m^2) を示している。太字は1,000ベクレル以上の13地区を示す。放射能の広がりがよく判る。

福島を中心に東北の太平洋岸から関東全域が強く汚染されている。汚染は太平洋岸にそって静岡、三重、高知、宮崎と南下している。

中部地方	山梨県	甲府市	430
	長野県	長野市	**2,540**
	静岡県	静岡市	**1,328**
	愛知県	名古屋市	23
	岐阜県	各務原市	35
	三重県	四日市市	61
北陸地方	新潟県	新潟市	113
	富山県	射水市	42
	石川県	金沢市	29
	福井県	福井市	64
関西地方	滋賀県	大津市	16
	京都府	京都市	16
	大阪府	大阪市	19
	兵庫県	神戸市	18
	奈良県	桜井市	14
	和歌山県	和歌山市	20
中国地方	鳥取県	東伯郡	22
	島根県	松江市	11
	岡山県	岡山市	10
	広島県	広島市	9
	山口県	山口市	5
四国地方	徳島県	徳島市	17
	香川県	高松市	12
	愛媛県	松山市	14
	高知県	高知市	73
九州地方	福岡県	太宰府市	2
	佐賀県	佐賀市	2
	長崎県	大村市	3
	熊本県	宇土市	0
	大分県	大分市	2
	宮崎県	宮崎市	11
	鹿児島県	鹿児島市	2
沖縄諸島	沖縄県	うるま市	9

＊注：3.11 から 3 年間のデータのない宮城県は山形県と比べて出した推定量。

汚染の程度に差こそあれ、北は北海道から南は沖縄、そして日本海側まで汚染が広がっている。日本列島が汚染されていることを国のデータは示している。

この表に 54 基の原発を持つ原発立地市町村と地震列島日本の地殻構造を重ね合わせて見てください。原発再稼動がもたらす結末を想像して見てください。

資料
2

放射性元素吸着作用を持つ生物成分と抗酸化作用が期待される栄養成分

表１　放射性元素吸着作用を持つ生物成分（文／遠藤順子）

種類	成分名	含有される主な食品	吸着作用のある主な放射性元素	備考
多糖類	ペクチン	果物、野菜特にリンゴ	セシウム、ウランなど	食物繊維
多糖類	アルギン酸	昆布、カジメ、アラメなど	ウラン、ストロンチウムなど	食物繊維
多糖類	キチン	カニ、エビなどの殻、キノコ	ストロンチウムなど	食物繊維
多糖類	キトサン	上記キチンを脱アセチル化	ストロンチウムなど	食物繊維
フラボノイド系	タンニン	柿渋、緑茶	ウラン、トリウムなど	ポリフェノールの一種
タンパク質系	クロレラ・レギュラリス	微細緑藻	ウランなど	クロレラの一種

表２　抗酸化作用が期待される栄養成分（文 / 遠藤順子）

種類	成分名	含有される主な食品	備考
ビタミン類	ビタミンA ビタミンC ビタミンE	人参、かぼちゃ イチゴ、柿、ブロッコリー アーモンド、アボカド	
多糖類	ペクチン	リンゴ、ミカンなど果物の皮	食物繊維
フラボノイド系	タンニン カテキン アントシアニン	柿渋、緑茶、赤ワイン、バナナ 緑茶、リンゴ、ブルーベリー ブルーベリー、ブドウ、紫イモ	ポリフェノールの一種
フェノール酸系	セサミン クルクミン	ゴマ ウコン	ポリフェノールの一種
カルテノイド系	リコピン カプサンチン β - クリプトキサンチン アスタキサンチン	トマト、すいか 唐辛子、赤ピーマン ミカン サケ、イクラ、エビ	天然色素 ビタミンAの前駆体

参考文献

青木芳朗・渡利一夫編『人体内放射能の除去技術』講談社（1996 年）
田澤賢次『林檎の力』ダイアモンド社（2012 年）
『食糧　その科学と技術』No.48（2010.04）VI 「カロテノイドの吸収と体内動態」など

資 料
3

高いウラン濃縮能を持つ植物由来の生薬

植物由来生薬 60 種類のウラン濃縮能を吸着率（%）として検討した結果が公表されている。[脚注1] 種類の違いによって吸着率にはかなりの差が見られるが、80% 以上の吸着率を持つ 20 種類（3 割）をピックアップしたものが右ページの表である。その中でも、ヤマグミの山茱萸(サンシュユ)、木瓜（ボケ)、現の証拠（ゲンノショウコ）は 90% 以上の極めて高い濃縮能を示しいる。「これらには含まれている多量のタンニン化合物がポリオキシフェニール基を介して、ウランなどの放射性核種と強いキレート結合をつくっているものと考えられる」と考察している。

どの生薬がどの放射性核種に最も強い親和性を示すのか詳しく解析する必要があるとしながらも、「植物起源性の生薬は放射性核種への配位能が高く、かつ副作用が少ないことから、将来有望な放射性核

脚注 1　放射線医学総合研究所監修、青木芳朗・渡利一夫編『人体放射能の除去技術――挙動と除染のメカニズム』（表 2.8 植物起源性生薬のウラン濃縮能）（講談社サイエンティフィック、2011 年）

種除去剤としての期待ができる」と積極的に評価している。

高いウラン濃縮能を持つ植物由来の生薬

生薬	ウラン吸着率(%)	生薬	ウラン吸着率(%)
全草		根	
イカリ草	86.8	当帰（トウキ）	82.7
現の証拠	90	升麻（ショウマ）	85.6
夏枯草	87.1	紫根（シコン）	79.9
雪の下	84.4	何首鳥（カシュウ）	86
十薬	81.8	黄芩（オウゴン）	81.5
葉		子実体	
柿葉	83.9	木瓜（ボケ）	90.8
忍冬薬	84.9	山茱萸（サンシュユ）	94.5
うわうるし葉	89.7	連翹（レンギョウ）	84.3
樹皮		花	
楊梅皮	83.4	紅花	82.8
その他		種実	
柿帯	85.5	決明子（ケツメイシ）	83.4

注1：夏枯草はウツボグサとも呼ばれる。イシャゴロシと言われるくらい自然治癒（self-heal）薬として西欧で珍重されている。リンパ節・甲状腺結節に効力があるという。
注2：サンシュユはグミの仲間。アキグミは秋茱萸といい同じ効果が期待される．

資 料
4

家庭用常備薬としてのヨウ素剤
(Iodine tablet)

予防原則として、緊急時に早期にヨウ素剤ヨウ化カリウム(KI)を摂取することにより放射性ヨウ素(I-131)の甲状腺への集積を拮抗阻害できる(放医研前掲書 82 ページ)。

チェルノブイリ事故の際にポーランド政府が取った迅速なヨウ素剤投与により、ポーランドでは 1 人も甲状腺がんの発症をみなかった。投与量は、新生児には 15mg、5 歳児以下は 50mg、その他は 70mg であった。妊婦あるいは授乳時の母親へも投与が推奨されたが、強制的ではなかった。全体で、子供へは 1050 万錠、大人へは 700 万錠の KI が投与された。備蓄は KI(100mg)として 9,000 万錠あった(放医研前掲書 86 ~ 87 ページ)。

福島原発事故の際に日本政府は何の予防措置もとらなかった。もし、ポーランド政府と同様の措置をとっていたら子供甲状腺がんの発症率を小さく押さえることができたといえる。

自己防衛のために原発から少なくとも 30km 圏内の住民は、ヨウ素剤を保持しておくべきだ。

参考までに日本の基準は、1歳未満の乳幼児には65mg、成人、小児には130mgである。投与方法はKIを1日1回経口投与、3～7日間連続服用する。呼吸器からの摂取の後に食物からの摂取もつづくので、一定期間（3～7日間で10日以内）で1g以下の投与が必要である（放医研前掲書34ページ）。ＩＣＲＰ report 55に準じる。

多くの人がヨウ化カリウムを以下から購入している。

htpp://jp.iherb.com/search?kw=%E3%83%A8%E3%82%A6%E7%B4%A0

32.5mg、120mg　タブレット（3粒　40日分）

ヨウ化カリウムが入手困難な場合は、市販のルゴール液（ヨウ化カリウムとヨード2:1の割合で水に溶かしたもの）、喉の消毒剤・殺菌剤の複方ヨード・グリセリンを使用できる（茨城県薬剤師会の薬事情報より）。ルゴール液50ml中にヨウ素が0.6g含まれている場合には、ヨウ素100mgを服用するには8.3ml必要である。

[著者略歴]

大和田幸嗣（おおわだ　こうじ）

1944 年秋田県男鹿市船越に生まれる。1969 年横浜市立大学文理学部生物学科卒。1974 年大阪大学大学院理学研究科生理学専攻卒、理学博士。同年大阪大学大学微生物病研究所助手。Src ガン遺伝子の研究を行う。1978 年、A.v.Humboldt 奨学生として西ベルリン市のマックス・プランク分子遺伝学研究所に研究留学。翌年、同所研究員。Src の標的タンパク質の研究を行う。1989 年京都薬科大学生命薬学研究所助教授。同大教授を経て 2009 年退職。細胞ガン化のメカニズム、シグナル伝達と細胞周期制御の研究を行う。

退職後、菊芋の無農薬・無化学肥料による栽培を始める。同時に殺虫剤を使わずに防虫駆除法、ファイトレメディエーションなどに挑戦。2014 年には無農薬・無化学肥料の稲作に挑戦し自然から多くを教えられる。2017 年で菊芋の栽培歴 7 年。

放射能に負けないレシピと健康法

2017年12月30日　初版第1刷発行　　　　定価1000円＋税

著　者　大和田幸嗣©
発行者　高須次郎
発行所　緑風出版
〒113-0033　東京都文京区本郷2-17-5　ツイン壱岐坂
［電話］03-3812-9420　［FAX］03-3812-7262［郵便振替］00100-9-30776
［E-mail］info@ryokufu.com［URL］http://www.ryokufu.com/

装　幀　斎藤あかね
制　作　R 企 画　　　印　刷　中央精版印刷・巣鴨美術印刷
製　本　中央精版印刷　用　紙　中央精版印刷・大宝紙業　E1500

ISBN978-4-8461-1724-5　C0036

◎緑風出版の本

■全国のどの書店でもご購入いただけます。
■店頭にない場合は、なるべく書店を通じてご注文ください。
■表示価格には消費税が加算されます。

原発問題の争点
内部被曝・地震・東電

大和田幸嗣・橋本真佐男・山田耕作・渡辺悦司共著

Ａ５判上製
二五二頁
３０００円

福島事故の健康影響は増大している。本書は、放射性微粒子の危険性と体内に入ったセシウムやトリチウム等の影響を明確にすると同時に、汚染水問題や「健康被害はない」と主張する学界への批判を通して、原発事故の恐ろしさを検証する。

放射線被曝の争点
福島原発事故の健康被害は無いのか

渡辺悦司／遠藤順子／山田耕作著

Ａ５判上製
二二八頁
２８００円

３・11以後、福島で被曝しながら生きる人たちの一人である福島原発告訴団団長の著者。彼女のあくまでも穏やかに紡いでゆく言葉は、多くの感動と反響を呼び起こしている。本書は、現在の困難に立ち向かっている多くの人の励ましとなる。

原発は滅びゆく恐竜である
―水戸巌著作・講演集

水戸巌著

Ａ５判上製
三二八頁
２８００円

原子核物理学者・水戸巌は、原発の危険性をいち早く力説し、反原発運動の黎明期を切り開いた。彼の分析の正しさは、福島原発事故で悲劇として実証された。３・11以後の放射能汚染による人体への致命的影響が驚くべきリアルさで迫る。

どんぐりの森から
原発のない世界を求めて

武藤類子著

四六判上製
二一二頁
１７００円

３・11以後、福島で被曝しながら生きる人たちの一人である福島原発告訴団団長の著者。彼女のあくまでも穏やかに紡いでゆく言葉は、多くの感動と反響を呼び起こしている。本書は、現在の困難に立ち向かっている多くの人の励ましとなる。

チェルノブイリと福島

河田昌東 著

四六判上製
一六四頁
１６００円

チェルノブイリ救援を続けてきた著者が同事故と福島原発災害を比較し、土壌汚染や農作物・魚介類等の放射能汚染と外部・内部被曝の影響を考える。また汚染下で生きる為の、汚染除去や被曝低減対策など暮らしの中の被曝対策を提言。